AF459869

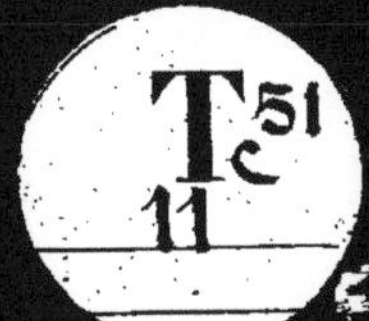
Tc 51
11

MÉMOIRE

SUR LES

MESURES HYGIÉNIQUES

PROPRES A PRÉVENIR

LA PROPAGATION DES MALADIES VÉNÉRIENNES.

EXTRAIT DES

ANNALES D'HYGIÈNE PUBLIQUE ET DE MÉDECINE LÉGALE, 2e série, 1856 tomes V et VI. Journal rédigé par MM. Adelon, Andral, Boudin, Brierre de Boismont, Chevallier, Devergie, Gaultier de Claubry, Guérard, Kéraudren, Lassaigne, Mêlier, Amb. Tardieu, Trébuchet, Villermé, publié depuis 1829, tous les trois mois, par cahiers de 250 pages avec planches, — Prix de l'abonnement par année, 18 francs; *franco* pour les départements, 21 francs.

A Paris, chez J.-B. Baillière, 19, rue Hautefeuille.

PARIS. — Imprimerie de L. MARTINET, rue Mignon, 2.

MÉMOIRE

SUR LES

MESURES HYGIÉNIQUES

PROPRES A PRÉVENIR

LA PROPAGATION DES MALADIES VÉNÉRIENNES,

PAR

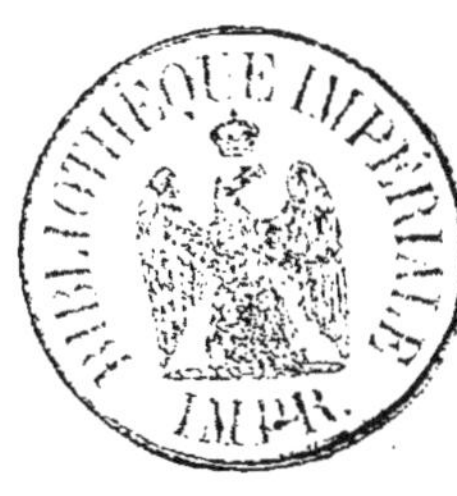

M. LE Dr LAGNEAU FILS.

Caste vivat qui se sanum cupit. (ASTRUC.)

PARIS,

CHEZ J.-B. BAILLIÈRE,

LIBRAIRE DE L'ACADÉMIE IMPÉRIALE DE MÉDECINE,

Rue Hautefeuille, 19.

Londres, H. BAILLIÈRE, 219, Regent-Street. — New-York, H. BAILLIÈRE, 290, Broadway.

MADRID, C. BAILLY-BAILLIÈRE, CALLE DEL PRINCIPE, 11.

1856.

MÉMOIRE

SUR LES

MESURES HYGIÉNIQUES

PROPRES A PRÉVENIR

LA PROPAGATION DES MALADIES VÉNÉRIENNES.

Les maladies vénériennes, c'est-à-dire les affections syphilitiques ou non syphilitiques, qui reconnaissent pour cause prochaine ou éloignée le contact de liquides pathologiques ou physiologiques des organes génitaux, plus que toutes autres me paraissent mériter d'attirer l'attention sous le rapport de leur prophylaxie. Leur fréquence, leur durée, souvent leur récidive, quelquefois leur gravité et surtout leur transmissibilité, soit par contact, soit par hérédité, rendent inexplicable l'insouciance de la société à l'égard de ces maladies, qui, vu leur mode de propagation bien connu, paraîtraient plus susceptibles d'être prévenues ou combattues que la plupart de celles contre lesquelles on cherche le plus à se prémunir.

La fréquence des maladies vénériennes est extrême : dans certaines villes, peu d'hommes échappent à leurs atteintes. On peut le reconnaître, si, prenant pour exemple la population masculine de Paris, on remarque que, d'après M. Michel Lévy (*Traité d'hygiène*, t. II, p. 736), en 1842, 5,059 vénériens ont été admis à l'hôpital du Midi, et 2,798 au Val-de-Grâce ; que 7,648 consultations gratuites ont été données au premier de ces établissements ; si l'on réfléchit que l'ensemble de ces nombres ne peut donner qu'une idée très éloignée de la fréquence de ces affections, car beaucoup de vénériens préfèrent s'adresser soit à d'autres hôpitaux, à Saint-Louis, par exemple, où les vénériens sont fort nombreux, soit à des dispensaires particuliers comme celui de M. le docteur Clerc, qui, dans la seule année 1853, a donné 4,332 consultations, soit à des praticiens de leur choix, ainsi que le font tous les hommes jouissant d'une certaine aisance; enfin, si l'on songe que pour obtenir la proportion des hommes-vénériens, parmi les habitants d'une ville, non plus pendant une seule année, mais pendant la durée de l'existence d'une génération, il faudrait multiplier le nombre exprimant la quantité d'hommes-vénériens pendant une année par celui représentant la moyenne de la vie humaine. Ces maladies se présentent le plus souvent chez les hommes qui, par leur position de fortune, ne peuvent être très exigeants dans le choix des femmes avec lesquelles ils ont des relations, mais elles se montrent néanmoins aussi très fréquemment parmi les personnes riches qui occupent les plus hautes positions.

Les épidémies frappent sur un peuple des coups terribles, mais ordinairement à de longs intervalles; les maladies vénériennes, au contraire, existent d'une manière permanente, continue; elles minent constamment l'espèce humaine. La personne atteinte de la peste meurt promptement ou revient à la santé; le vérolé ne meurt pas ordinairement, ce qui pourtant est loin d'être sans exemple, même chez l'adulte, mais souvent il passe une partie de sa vie dans les alternatives de guérisons apparentes et de manifestations nouvelles d'accidents syphilitiques. Continuellement, alors, il doit craindre de transmettre à autrui sa maladie, soit directement, soit par hérédité; transmission morbide héréditaire qui ajoute à la gravité de la maladie des parents celle de l'affection de l'enfant, qui souvent meurt, soit dans le sein de sa mère, soit peu de temps après sa naissance. Selon Parent-Duchatelet (t. II, p. 33), « de toutes les maladies qui peuvent affecter l'espèce humaine par voie de contagion, et qui portent à la société les plus grands préjudices, il n'en est pas de plus grave, de plus dangereuse et de plus à redouter que la syphilis;... elle frappe de préférence cette partie de la population qui, par son âge, fait la force aussi bien que la richesse des États. La syphilis vient énerver cette population au moment même de son existence, où, par les lois de la nature, elle se trouve en état de procréer des êtres vigoureux, et si elle ne rend pas cette population stérile, les malheureux qui en proviennent forment une race abâtardie, aussi impropre aux fonctions civiles qu'au service militaire, et qui, en définitive, est un fardeau pour la société. Enfin, l'innocence et la vertu la plus pure ne sont pas, dans nos sociétés modernes, à l'abri de ses atteintes : que de nourrices mercenaires, que d'épouses vertueuses, que d'enfants à la mamelle n'en sont pas tous les ans cruellement attaqués ! »

Pourquoi cette indifférence, pourquoi cette insouciance, en présence d'un pareil danger ? La société qui se laisse ainsi dévorer serait-elle donc impuissante à terrasser ce fléau séculaire ? Comme le pense M. Yvaren, cette supposition n'est pas possible. Si l'on a pu espérer prévenir par des mesures sanitaires la propagation de la peste et de quelques autres maladies analogues, cette espérance est bien plutôt permise pour les maladies vénériennes. Comme le remarquait le docteur Lallemand (*Pertes séminales*, t. III, p. 505), le mode de propagation de la peste est loin d'être aussi positivement démontré que celui des maladies vénériennes. D'après M. Clot-Bey, cette affection, endémique dans tout l'Orient, ne se répand jamais ni par contagion, ni par infection ; sa cause échappe à tous moyens d'investigation. Les affections vénériennes, au contraire, ne se transmettent que par contagion directe ou par hérédité. Si donc, de la création de lazarets, de l'institution de visites sanitaires dans les ports, etc., on a pu attendre quelque succès pour se préserver de la première de ces maladies, il ne faut pas désespérer de trouver et d'appliquer des mesures utiles contre ces dernières affections. Cette insouciance de la société actuelle ne peut donc trouver son explication dans l'impuissance. L'expérience même autorise à bien augurer des tentatives que l'on ferait pour combattre ces maladies; en effet, on voit maintenant quels services rend le dispensaire de salubrité, et cependant, il y a moins d'un siècle, l'idée de soumettre les prostituées à des visites sanitaires fut rejetée à la suite d'un rapport fait sur un projet présenté par un nommé Aulas (V. Parent-Duchatelet, *Prostitution*, t. II, p. 46). En Belgique, où, sous la direction de M. Vleminckz, on a mis en usage, contre la propagation de la syphilis, certaines mesures proposées par divers médecins, surtout par M. Ratier (1), en réponse à une question sur ce sujet, mise au concours par la Société des sciences naturelles et médicales de Bruxelles, on a vu le nombre des vénériens diminuer dans l'armée, au point qu'en 1845, ces malades n'étaient plus, par rapport aux autres soldats, que dans la proportion de 1 sur 190, tandis que, d'après M. Bertherand, la proportion serait de 1 sur 33 parmi les soldats de la garnison de Strasbourg.

Comme le remarque M. Yvaren, la lèpre, si commune au moyen âge, disparut de notre pays à la suite de la création d'un nombre immense de léproseries; pour quelle raison, sous l'influence de mesures convenablement appropriées, n'arriverait-on pas au même résultat pour la vérole? Ce serait à l'Académie de médecine, placée naturellement à la tête du corps médical de France, à prendre l'initiative de cette réforme sanitaire, qui intéresse tout le monde d'une manière plus ou moins directe, en provoquant et l'étude et la recherche de ces mesures, en les discutant, et en présidant à leur application.

Historique.

Quoique les statuts publiés en 1347 par la reine Jeanne, comtesse de Provence, soient, dit-on, apocryphes, je ne pense pas cependant pouvoir me dispenser de rappeler ce para-

(1) *Annales d'hygiène*, t. XVI, p. 262.

graphe : « Jubet regina sabbato quolibet a bayliva una cum » barbitonsore a consulibus præposito, mulieres meritorias » singulas lustrari, quotcumque in lupanari prostant; et si » qua scortatione ægritudinem ullam contraxerit, a cæteris » seponi ut seorsim habitet, ne sui copiam facere possit, ut » morbi præcaveantur qui a juvenibus possent concipi. » (Astruc, *De morbis venereis*, lib. I, cap. VIII.)

D'anciens règlements de Londres défendaient aussi, sous les peines les plus graves, de laisser se prostituer les femmes infectées d'arsure. « Ne qua in lupanari prostet fœmina ar- » suræ morbo infecta. »

Vers la fin du xve siècle, en 1495, suivant le professeur Koch (*Dictionn. des sc. méd.*, PROSTITUTION, Fodéré), lors du retour d'Italie des troupes de Charles VIII, les *landsknechte* congédiés, revenant à Strasbourg, y répandirent la syphilis dont ils étaient atteints, et déterminèrent une telle crainte aux habitants, qu'il fut défendu à tous les cabaretiers, aubergistes, chirurgiens, baigneurs, de traiter ces malades ou de les recevoir; que les hôpitaux, les léproseries même leur furent fermés; que toute communication avec eux fut interdite aux citoyens; qu'enfin ceux qui étaient sans ressources succombèrent en grand nombre dans les rues et dans les campagnes.

Le parlement de Paris, non moins effrayé des progrès que la grosse vérole faisait dans cette ville, publia, le 6 mars 1496, un arrêté dans lequel se trouvent les passages suivants : « Premièrement sera fait cry publique de par le roi, que tous malades de ceste maladie de grosse vérole estrangiers, tant hommes que femmes, qui n'estoient demourants et résidents en ceste ville de Paris, alors que la dite maladie les a prins, vingt et quatre heures aprez le dit cry fait s'envoisent et partent hors de ceste dite ville de Paris ès pays et lieux dont ils sont natifs, ou là où ils faisoient leur résidence quand cette maladie les a prins, ou ailleurs où bon leur semblera, sur peine de la hart; et à ce que plus facilement ils puissent partir, se retirant es portes Saint Denis et Saint Jacques, ou ils trouveront gens députez, lesquels leur délivreront à chacun quatre sols parisis, en prenant leur nom par escript, et leur faisant défenses sur la peine que dessus, de non rentrer en ceste ville jusqu'à ce qu'ils soient entièrement garis de ceste maladie.

» *Item.* Que tous les malades de ceste maladie, estant de cette ville, ou qui estoient résidents et demeurants en ceste ville, alors que la dite maladie leur a prins, tant hommes que femmes, qui avont puissance de eulx retirer en maisons, se retirent dedans les dites vingt et quatre heures, sans plus aller par la ville, de jour ou de nuit, sur ladite peine de la hart; et lesquels ainsi retirez en leurs dites maisons, s'ils sont povres et indigents, pourront se recommander aux curez et marregliers des paroisses dont ils seront, pour estre recommandez, et sans ce qu'ils partent de leurs dites maisons, leur sera pourveu de vivres convenables.

» *Item.* Tous autres povres malades de ceste dite ville hommes qui avont pris icelle maladie eulx résidants, demourants ou servants en ceste ville, qui ne avont puissance de eulx retirer en maison dedans les vingt et quatre heures aprez le cry fait, sur la dite peine de la hart se retirent à Saint Germain des Prez, pour estre et demourer es maisons et lieux qui leur seront baillez et délivrez par les gens et députez à ce faire, ausquels lieux durant ladite maladie leur sera pourveu de vivres et autres choses à eulx nécessaires, et auxquels l'on défend sur la dite peine de la hart de non rentrer en cette ville de Paris, jusques à ce que ils soient entièrement garis de la dite maladie. »

Le 25 juin 1498, le prévost de Paris, voulant empêcher les individus atteints de vérole de rentrer et circuler dans la ville, publia une ordonnance pour les obliger à se conformer au présent arresté, « sur peine d'estre jectez en la riviere, s'ils y sont prins le jourd'hui passé : enjoint lon à touts commissaires, quarteniers et sergents prendre ou faire prendre ceux qui seront trouvés, pour en faire exécution. » (Astruc, liv. I, chap. XV.)

Vers la même époque, une ordonnance de Jacques IV, d'Écosse, datée du 22 septembre 1497, obligeait les personnes infectées de *grand-gor* de sortir d'Édimbourg, sous peine d'être marquées sur la joue avec un fer rouge, afin qu'on pût les reconnaître à l'avenir. (*Annales d'hygiène et de médecine légale*, t. XLVI, 1851 ; Mémoire de M. Acton, *sur la prostitution, au point de vue de l'hygiène*, trad. de M. Guérard, p. 58.)

Dans le XVIe siècle, les vénériens, rejetés des hôpitaux communs, reçurent quelques soins dans ceux de la Trinité, de Saint-Eustache, Saint-Nicolas, Lourcine et Bicêtre. (Bourru, *Moyens les plus propres à éteindre le mal vénérien*, 1771 ; Lefebure de Saint-Ildefons.)

Le 29 janvier 1684, un magistrat de Strasbourg, voyant « qu'une grande quantité de femmes et filles, tant françaises, allemandes, qu'autres, qui mènent une vie scandaleuse et impudique, gâtent la jeunesse et infectent la garnison..., ordonne de les chasser incessamment de Strasbourg pour la première fois, et, si elles y retournent, qu'elles soient fouettées publiquement par la main du bourreau, ou le nez leur sera coupé, suivant qu'il sera jugé de leur récidive et de la qualité de leur crime. » (*Dictionn. des sc. méd.*, PROSTITUTION, Fodéré.)

Voyer d'Argenson en 1714, et Berrier en 1747, tous deux lieutenants de police, eurent les premiers, à Paris, l'intention de soumettre les prostituées à une visite sanitaire (Parent-Duchatelet, *Prostitution*, t. II, p. 46, 1836). Plus tard, de nombreux individus proposèrent divers moyens pour prévenir la propagation de la syphilis. L'un d'eux, ayant gardé l'anonyme dans *A letter on the venereal disease*, publiée à Londres en 1761, exprime le désir que le parlement d'Angleterre établisse une loi par laquelle, après certain temps fixé, toute personne qu'on trouvera infectée du mal vénérien sera déclarée coupable de félonie, sans en excepter le clergé, et afin qu'on ne puisse pas alléguer la pauvreté pour excuse, il veut qu'on entretienne des hôpitaux aux dépens du public. « Dans tous les ports de mer, dit-il, on établira des officiers de santé qui, sous la direction des chirurgiens, examineront toutes les personnes qui aborderont en Angleterre ou en Irlande. Si elles sont attaquées de ce cruel mal, on aura soin de les séquestrer jusqu'à leur guérison à laquelle on travaillera à leurs frais, si elles ont de quoi faire la dépense; dans le cas contraire, ce fera aux dépens du public. » (Lefebure de Saint-Ildefons, 1778, p. 95.)

En 1762, Aulas demanda « que les dames de maison de tolérance fussent rendues responsables de l'état sanitaire de leurs filles, et que toutes, sans exception, fussent assujetties à des visites continuelles faites par des chirurgiens attachés à la police, et sous la direction immédiate d'un chirurgien-major. » (Parent-Duchâtelet, *Prostitution*, t. II, p. 46.) En 1769, un anonyme osa proposer d'établir aux barrières de Paris des bureaux où chaque personne, homme, femme, fille, entrant dans la ville, serait tenue de venir se faire examiner, de manière à ne laisser entrer aucun vénérien. (Mémoire in-8 publié à Londres.)

Restif de la Bretonne, à la même époque, dans son *Pornographe*, dit qu'il serait utile d'abord que toutes les filles publiques, non pas les femmes entretenues par un seul homme, fussent obligées de se rendre, sous peine de punition corporelle, dans de grands édifices appelés Parthénions, où elles seraient examinées tous les matins par des vieilles prostituées n'étant plus d'âge à continuer leur métier, et, deux fois par semaine, par des médecins et chirurgiens; puis, que toute fille vérolée qui ne se serait pas déclarée malade fût condamnée au fouet et à trois mois de prison ; enfin, que tout officier visitât ses soldats, et que tout étranger ne pût pénétrer en France qu'avec un billet de santé délivré à la frontière. (Parent-Duchâtelet, *Prostitution*, Paris, 1837, t. II, pl. 7 ; et Lefébure de Saint-Ildefons, p. 99.)

En 1770, Gardane, docteur régent de la Faculté de Paris, consacra un chapitre de son ouvrage *Sur les maladies vénériennes*, pour démontrer les avantages qui pourraient résulter de la création de bureaux publics, où les vénériens viendraient gratuitement chercher des conseils et des médicaments peu onéreux, comme la solution de sublimé, l'onguent mercuriel, etc.....

Bourru, également docteur-régent, en 1771, demandait qu'on établît des hôpitaux spéciaux dans toutes les grandes villes pour le traitement de la syphilis ; qu'on punît rigoureusement ceux qui se font un jeu de communiquer cette maladie et d'infecter une multitude d'êtres ; que les maîtresses des lieux consacrés à la débauche répondissent du mal que leurs filles pourraient répandre. (*Des moyens d'éteindre les maladies vénériennes.*)

Lefébure de Saint-Ildefons, ainsi que le précédent, croyait à l'utilité de multiplier les hôpitaux spéciaux.

En 1788, Parant (*Journal de médecine chirurgicale et de pharmacie militaire*, juillet), pour prévenir la transmission de la syphilis des nourrissons aux nourrices, disait que ces femmes ne devraient pouvoir recevoir des enfants de soldats que lorsqu'ils seraient munis de certificats de santé délivrés par les chirurgiens-majors des régiments, vérifiés par les commandants de corps.

Quelques années auparavant, un inconnu avait adressé au lieutenant de police un *Mémoire sur la nécessité d'enregistrer les prostituées et de surveiller leur état sanitaire ;* mais la commission chargée d'examiner ce travail pensa que les projets de l'auteur, et particulièrement ceux d'une surveillance sanitaire, pouvaient être considérés comme le rêve d'un homme de bien, mais que l'exécution n'en était pas praticable.

Le 22 juillet 1791, on promulgua une loi portant des peines sévères (Parent-Duchâtelet, Paris, 1837, t. II, p. 53) contre les prostituées qui n'offriraient pas de garanties pour leur santé.

En 1800, un chirurgien de Paris proposa d'établir dans chaque arrondissement un local dans lequel toutes les femmes seraient tenues de venir se faire visiter deux fois par semaine, et dans lequel on retiendrait celles qui, reconnues malades, devraient être dirigées sur les hôpitaux.

Le dispensaire, créé en 1802 (23 frimaire an XI), réorganisé dans la suite par les soins du duc de Rovigo et de M. Pasquier, depuis attira heureusement l'attention de plusieurs préfets de police. L'un d'eux, M. Anglès, selon Parent-Duchâtelet (t. II, p. 426), aurait voulu expulser de Paris toutes les prostituées arrêtées plus de cinq fois et traitées plus de deux fois, et assujettir à une visite tous les vagabonds et mauvais sujets amenés journellement au dépôt de la Préfecture, pour obliger à se faire soigner dans une infirmerie ceux reconnus malades ainsi. Antérieurement à l'administration de ce préfet, un règlement pour les prisons, rendu le 10 septembre 1811, assujettissait déjà à une visite sanitaire tout individu lors de son entrée dans une prison. Sans insister davantage sur l'historique de la surveillance exercée par la police sur la santé des prostituées, je dirai que, depuis longtemps déjà, les visites de ces femmes se font au dispensaire, chez les dames de maison, et au dépôt de la Préfecture, pour celles qui y ont été amenées; que les filles libres ou en cartes sont tenues de venir au dispensaire une fois par quinzaine; que celles en maison sont visitées une fois par semaine; que les filles reconnues malades chez les maîtresses de maison doivent venir le jour même, ou le lendemain, au dispensaire, pour être examinées de nouveau et dirigées vers un hôpital; que, dans le cas où elles ne viennent pas, un inspecteur va les chercher, et que, après leur guérison, une punition leur est infligée; enfin que les maîtresses de maison, sous les peines les plus graves, ne doivent livrer à personne la fille reconnue malade. Parent-Duchâtelet, dans le tome II de son ouvrage *sur la prostitution*, a donné assez de détails sur l'administration du dispensaire, pour qu'il soit tout à fait superflu d'y revenir.

Fodéré (p. 408, t. I, de sa *Médecine légale*) indique les raisons qui paraissent permettre de considérer la maladie vénérienne comme cause de séparation des époux. Selon lui, les prostituées reléguées dans un quartier isolé, portant un signe particulier, devraient avoir « des officiers de santé pour les visiter et les soigner, et des chefs pour les diriger, responsables des accidents. » (*Dict. des sciences médicales*, MAISON, p. 46.)

Marc pense qu'il faut « recommander aux prostituées de n'admettre aucun homme sans l'avoir examiné, et leur faire connaître les principaux signes propres à constater la présence de la maladie. » Ce médecin, qui croit que les filles publiques devraient être visitées tous les cinq ou six jours, se demande pourquoi on n'afficherait pas dans les chambres des prostituées une instruction qui ferait connaître aux personnes qui s'y rendent les moyens prophylactiques qui leur seraient fournis gratuitement. Pour prévenir la transmission de la syphilis d'un époux à l'autre et aux enfants, ce même auteur propose « non-seulement de permettre la prompte dissolution des liens contractés avec une personne infectée, et qui, avant de se marier, n'aurait pas ignoré son état, mais encore de confisquer, comme le voulaient Frank et Carpzow, une partie de sa dot au profit de l'époux lésé. » Il désire que l'on oblige « tout homme prêt à contracter mariage, de produire préalablement un certificat de santé, qui lui serait délivré par des médecins judiciairement constitués et assermentés. » « Serait-ce attaquer l'honneur du soldat ou du marin, dit-il, que de les soumettre tous les mois à un examen scrupuleux, de ne choisir en temps de paix, pour être cantonnés dans les campagnes, que les hommes dont l'état de santé aurait été préalablement constaté ; de n'accorder de semestre qu'autant qu'on aurait pris la même précaution, et de ne donner même de congé absolu, en cas de maladie vénérienne, qu'après une guérison complète. » (*Dictionn. des sciences médicales*, article COPULATION.)

En 1836, la Société des sciences médicales et naturelles de Bruxelles couronna un mémoire que M. Ratier lui avait présenté en réponse à la question suivante, mise au concours par cette savante Société : « Quelles sont les mesures de police mé- » dicale les plus propres à arrêter la propagation de la maladie » vénérienne? » L'auteur de ce travail croit qu'il serait utile d'afficher un « Avis au peuple sur la maladie vénérienne, » de même que l'on en placarde d'autres relatifs aux asphyxiés, etc... Cet avis servirait à prévenir de la nature contagieuse de la maladie ; de son apparente bénignité à son début ; de la possibilité d'obtenir alors une prompte et facile guérison ; des conséquences fâcheuses que peut avoir cette maladie invétérée et mal traitée ; il indiquerait aussi les hôpitaux et lieux de consultations publiques, etc.... Un pareil avis, selon M. Trébuchet, chef du bureau de salubrité de la police, devrait être publié par l'Académie. Tous les quatre jours, suivant M. Ratier, les prostituées devraient être visitées ; des visites sanitaires devraient aussi se faire « dans les corps en garnison dans les grandes villes ; on les faisait jadis, dit ce médecin, dans la garde impériale. » Il nous apprend aussi qu'à Berlin, « toutes les fois qu'un vénérien... déclare la femme publique par laquelle il a été infecté, celle-ci est immédiatement enlevée sur un ordre de la police. » Après avoir insisté sur la manière dont les préservatifs agissent, les matières grasses en formant un enduit, les mercuriaux, les chlorures, les poudres, solutions caustiques, savons, en détruisant le virus, et les lotions en l'entraînant, il pense que l'on devrait exiger que toute maison de tolérance fût constamment pourvue de chlorures alcalins, de savon, et qu'un avertissement, placé en évidence, fît savoir combien il est nécessaire d'employer ces moyens, et indiquât la manière de s'en servir. « Une précaution bien efficace, selon cet auteur, consisterait à obliger les femmes publiques à une lotion et une injection préalable qui, en entraînant les produits de sécrétion morbide, diminuerait d'autant les chances d'infection. » Enfin les conclusions de ce mémoire sont celles-ci : 1° Multiplier pour les vénériens les moyens de secours de toute espèce, savoir : les hôpitaux, soit spéciaux, soit ordinaires, et les consultations publiques et gratuites avec distributions de médicaments ; 2° répandre dans le peuple des idées justes sur la maladie syphilitique et sur le traitement qu'elle réclame ; 3° sévir contre les charlatans, et plutôt encore les discréditer en dévoilant leurs menées, et en prouvant qu'ils vendent cher des drogues sans valeur et sans efficacité réelle ; 4° rendre de plus en plus sévère et de plus en plus exacte la surveillance des filles publiques, et multiplier les visites afin de séquestrer au plus tôt celles qui sont infectées ; 5° encourager l'emploi des moyens préservatifs en éclairant le public sur leur mode d'action, dont l'ignorance les rend illusoires et même nuisibles par la fâcheuse sécurité qu'ils nspirent ; enfin, adopter le mode de traitement qui abrége le plus la durée des symptômes locaux primitifs qui sont le iplus essentiellement contagieux (1).

M. Petermann de Liége envoya aussi alors à la Société de Bruxelles un mémoire conforme sous plusieurs points à celui de M. Ratier. Comme ce dernier, il croit utile de faire des visites mensuelles chez les soldats et les marins ; de « publier sur la maladie une instruction populaire, claire et précise. » Il voudrait aussi que les vénériens qui se rendent d'eux-mêmes à l'hôpital reçussent « une prime ou gratification quelconque au moins dans les commencements, afin de détruire peu à peu l'opinion très défavorable qui règne dans le peuple sur les hôpitaux de vénériens. » (Mémoire de M. le docteur F.-S. Ratier, à la fin.)

(1) Voyez *Annales d'hygiène*, etc., 1836, t. XVI, p. 292.

Depuis lors, les principaux règlements adoptés en Belgique, pour prévenir la propagation des maladies vénériennes, sont les suivants (*Gazette médicale*, 1846, p. 1) : Deux médecins font, deux fois par semaine, la visite des filles, des servantes et matrones. Un autre, inspecteur-contrôleur, les visite une fois par quinzaine à jours irréguliers : ce dernier sait, par les médecins des hôpitaux et des bureaux de consultation, le nom, l'adresse des prostituées clandestines ayant contaminé les malades vus par ces médecins. Dans chaque chambre de prostituée doivent se trouver un flacon de solution de soude (ainsi composée : 1 partie de lessive de soude à 35 degrés et 20 parties d'eau), un flacon d'huile fraîche, de l'eau propre et du linge. M. Vleminckx, inspecteur général de santé de la guerre en ce pays, désirant, autant qu'il dépendait de lui, prévenir la propagation de la syphilis dans l'armée, par une circulaire du 21 décembre 1842 (voyez *Gaz. méd.*, 1846, p. 1), recommanda aux chirurgiens militaires : que nul vénérien ne fût traité dans les casernes, quelque légère que pût être son affection ; que tout individu reconnu malade fût interrogé sur le nom, l'adresse de la femme l'ayant contaminé, pour que, d'après cette déposition du malade portée chez le commissaire de police du quartier de la femme infectée, cet agent fît arrêter et visiter la coupable et l'envoyât au dispensaire ; que le soldat fût puni, s'il refusait de désigner la femme l'ayant infecté, ou si, par de fausses déclarations, il empêchait la recherche d'une fille vérolée ; qu'on punît également celui qui aurait caché ou tardé à déclarer son mal, ainsi que le caporal n'ayant pas déclaré les vérolés de son escouade ; que le soldat vénérien l'ayant spontanément déclaré conservât sa solde ; qu'on affranchît de toute distinction afflictive ou humiliante le soldat qui, dès les premiers symptômes, serait venu se faire soigner ; que les inspecteurs contrôleurs entretinssent des relations fréquentes avec les médecins des salles militaires affectées au traitement de la syphilis, pour faciliter la recherche des filles ayant contaminé des soldats. Ces mesures, qui attirèrent alors l'attention du maréchal Soult, ministre de la guerre en France, paraissent avoir de très beaux résultats en Belgique ; car, en 1846, il n'y avait que 1 vénérien sur 190 soldats, tandis qu'à Strasbourg, d'après M. Bertherand, la proportion serait de 1 sur 33 ; et à Lyon, suivant M. Sandouville, de 1 sur 40, chiffre inférieur à la réalité, un grand nombre de soldats se faisant traiter à la chambrée.

Suivant M. Ricord (*Traité pratique des maladies vénériennes*, 1838, et Lettre 22e, 1851), pour que les visites des filles publiques, à l'aide du spéculum ou autrement, soient données comme une garantie, il faut qu'elles soient répétées au moins tous les trois jours. Selon ce chirurgien, on a trop négligé le conseil d'Arden d'étendre aux hommes, qui peuvent infecter les filles publiques, les visites que l'on fait à ces femmes ; il recommande les soins de propreté, et voudrait, avec M. Ratier, qu'il fût affiché, partout où l'on peut courir des dangers, qu'après le coït, toute solution de continuité, quelle qu'elle soit, doit être immédiatement cautérisée.

M. le docteur Michel Lévy pense que « l'extirpation de cette lèpre de nos temps, qu'on appelle la syphilis, n'est pas au-dessus du pouvoir des États. Les moyens de préservation, de séquestration et de traitement des maladies vénériennes, doivent être organisés, dit-il, d'une manière uniforme sur toute l'étendue de la France, et, s'il se peut de l'Europe, non livrés au caprice des administrations locales et à la merci des préventions d'un autre temps. » (*Hygiène publique et privée*, 2e édit., 1850, p. 734 et suiv.)

Plusieurs médecins distingués, conduits par une induction tirée de l'inoculation vaccinale considérée comme prophylactique de la variole, cherchèrent si une inoculation analogue ne pourrait pas préserver de la vérole.

En 1849, M. Diday publia, dans la *Gazette médicale*, un article sur la vaccination préservatrice de la syphilis constitutionnelle. Ce chirurgien opère cette inoculation avec le sang pris au voisinage d'accidents tertiaires ; en cas d'insuccès, on pourrait peut-être, selon lui, le prendre sous une tache de roséole ou bien même se servir du pus d'accidents secondaires. M. Auzias Turenne, allant plus loin, inocula diverses sortes de pus virulent, et ne craignit pas d'avancer qu'on pourrait éteindre dans le monde la syphilis par une syphilisation universelle (36e *conclusion*), et qu'on devrait syphiliser tous ceux qui ont la syphilis, n'importe sous quelle forme ; toutes les filles publiques, tous les militaires et tous les marins ; tous ceux qui passent leur vie ensemble et en grand nombre (prisons, bagnes, manufactures, etc.), enfin tous ceux qui peuvent être exposés à la contagion (35e *conclusion*) (1). L'habile chirurgien de l'Antiquaille, M. Diday, guidé par le désir de combattre la syphilis dans une de ses nombreuses sources, proposa, dans la *Gazette médicale*, 1850, quelques mesures destinées à empêcher les hommes infectés de transmettre leur maladie. Selon cet auteur, sans loi particulière, par le fait seul d'une instruction ministérielle, les écoles, la magistrature, les administrations, en un mot toutes les institutions et les fonctions de l'État, pourraient être fermées à qui ne produirait pas d'abord une patente nette de syphilis : « Je voudrais, dit-il, multiplier autour des vénériens les prohibitions de ce genre ; pour contracter mariage, pour acheter une charge, recueillir une succession, porter une plainte en justice, déposer à la caisse d'épargne, voter comme électeur, recevoir les secours publics à titre d'indigent, prendre un passeport, obtenir un permis de chasse, etc., etc., le certificat de santé spécial serait rigoureusement exigé... En cas d'urgence, le certificat de santé pourrait être suppléé par une attestation du médecin, prouvant que si le malade

(1) *Lettre à l'Académie des sciences du* 18 *novembre* 1850, dans l'ouvrage *De la syphilisation et de la contagion des accidents secondaires de la syphilis*. Paris, 1853, p. 7.

n'est pas guéri, il suit du moins actuellement un traitement... Dans la classe aisée, le client conserverait son médecin habituel... Quant à l'indigent, les secours hospitaliers lui resteraient. » Ce docteur désirerait, pour retenir les vénériens dans les hôpitaux jusqu'à curation complète, qu'on en rendît le séjour le plus agréable possible, et que même on donnât une prime pour attirer ceux dont la cure importe à la société. Pour empêcher les hommes vérolés de contagionner les prostituées des maisons de tolérance, ce syphiliographe pense qu'un règlement de police pourrait obliger les maîtresses de maison à examiner tout homme se présentant chez elles, à lui donner une carte portant la date du jour, et une particularité individuelle présentée par cet homme. Alors « toute fille saurait qu'elle peut se refuser à celui qui ne la présenterait pas, ou qui en montrerait une dont elle vérifierait que les indications ne s'appliquent pas à lui. » Dans le cas où la dame de maison aurait délivré une carte de santé à un malade, la fille porterait une plainte, qui, pour être valable, devrait être faite dès le lendemain, soutenue par le témoignage de l'homme lui-même et appuyée de la présentation de sa carte, qu'il aurait conservée entre ses mains. Dans son ouvrage sur la syphilis des nouveau-nés (1854), cet auteur dit que « si la mère est capable d'allaiter son enfant, c'est toujours à elle qu'il faudra le confier. » Suivant lui « on pourrait, en syphilisant des nourrices, les rendre réfractaires à la contagion. Alors, tout enfant suspect trouverait sa nourrice syphilisée. » Ce chirurgien pense pouvoir prévenir la transmission de la syphilis de l'enfant à la nourrice, en réprimant les accidents contagieux de l'enfant dès leur apparition par la cautérisation et par un traitement général, et en prescrivant à la nourrice d'éviter de donner à l'enfant tout sein dont le mamelon s'excorie et d'avoir recours à certaines précautions, entre autres à l'usage habituel de la tétine artificielle.

M. de Sandouville demande : 1° L'inscription, dans toutes

les localités de France, des filles se livrant à la prostitution de notoriété publique; 2° leur visite faite tous les quatre jours par les médecins, et l'emploi du spéculum pour ces visites; 3° la visite hebdomadaire dans toutes les villes de garnison, faite par les soins de leurs chirurgiens respectifs, des hommes appartenant aux troupes de terre et de mer, et l'envoi des hommes malades à l'hôpital; 4° l'admission des vénériens dans les hôpitaux spéciaux; 5° l'amélioration du régime de ces hôpitaux spéciaux; 6° la multiplication des consultations publiques avec distribution gratuite de médicaments; 7° l'interdiction absolue de la provocation sur la voie publique. Un rapport favorable fut fait sur ce Mémoire par Lallemand. M. de Sandouville donne aussi, d'après M. le docteur Miriel, de curieux détails sur le dispensaire de Brest, dont le règlement, signé par M. de Montalivet, date du 22 novembre 1830. D'après le docteur Behrend, de Berlin, il montre que la suppression des maisons de tolérance a pour résultat l'augmentation de la prostitution clandestine et des maladies syphilitiques. (Mémoire publié en 1851, *Comptes rendus de l'Académie des sciences*, p. 695, séance du lundi 18 novembre 1850, et *Annales d'hygiène et de médecine légale*, t. XLVI, 1851, une note, p. 74.)

M. Acton, dans un mémoire traduit de l'anglais par M. Guérard, et publié dans les *Annales d'hygiène et de médecine légale*, t. XLVI, 1851, montre combien il est avantageux, sous le rapport de l'hygiène publique, d'offrir des secours empressés aux vénériens.

M. Davila (thèse de Paris, 1853), frappé de la fréquence extrême des maladies vénériennes parmi les prostituées libres, puisque, suivant lui, en 1851, sur 1,907 femmes non inscrites et visitées à la Préfecture de police, on en aurait trouvé 364 malades de syphilis, soit 1 sur 5, sans compter 258 affectées de maladies psoriques ou utérines non vénériennes, ce qui porterait la proportion des malades à 1 sur 3; ce médecin, dis-je, se demande « s'il ne serait pas possible d'exiger que chaque fille en chambre, qui ne demeurerait pas chez ses parents, fût obligée, par exemple, une fois chaque mois, de se présenter au cabinet d'un médecin de son quartier, spécialement chargé de cette visite sanitaire. » Pour mettre à exécution cette mesure, ce docteur croit qu'à la suite de renseignements minutieux pris sur ces filles, le commissaire de police pourrait leur donner connaissance de la mesure qui les concerne. Chacune, outre une carte portant son nom, sa demeure et son signalement, recevrait un livret dans lequel elle trouverait les règlements de police qui la regardent et de bons conseils hygiéniques. Un registre déposé chez le médecin tiendrait note de leur état sanitaire. Malades, elles seraient envoyées à l'hôpital de Lourcine, et dans le cas où elles s'y refuseraient, elles seraient conduites à Saint-Lazare. Insistant sur l'utilité de surveiller la santé des soldats et des marins, il pense que les visites devraient être faites au moins une fois par semaine dans chaque caserne. Chaque soldat retournant dans son pays devrait aussi non-seulement être examiné a son départ du corps, mais encore a son arrivée dans ses foyers, comme cela se fait en Allemagne. Aucun marin national ou étranger ne devrait pouvoir obtenir la permission de descendre a terre sans qu'il fût préalablement visité.

M. Bouchut, à propos de la syphilis de l'enfant, remarque « qu'il n'importe pas moins de prévenir l'infection syphilitique des nourrices mercenaires dans les bureaux de location par le refus des enfants suspects, que de faire indemniser celles qui ont bien réellement contracté la syphilis d'un nourrisson infecté. » (*Traité des maladies des nouveau-nés*, 1855, p. 820.)

M. Vidal de Cassis (1853, *Traité des maladies vénériennes*, p. 549) pense que l'idée de faire donner par chaque entrant dans un hôpital, par chaque consultant, le nom, la demeure et tout ce qui peut faire trouver la femme lui ayant transmis sa maladie ; que celle d'accorder à tout docteur l'autorisation de faire immédiatement une descente chez elle; que ces idées déjà mises en partie à exécution en Belgique pour ce qui concerne la troupe, pourraient, si elles étaient adoptées pour le civil, produire les plus heureux résultats.

Enfin, pour terminer cet aperçu historique, je dirai que, dans son ouvrage *Sur les métamorphoses de la syphilis* (1854), M. le docteur Yvaren a consacré quelques pages à l'exposition des mesures qui lui paraissent pouvoir contribuer à éteindre cette affection. « Parmi ces mesures, la création de dispensaires spécialement destinés au traitement des maladies vénériennes occuperait le premier rang. Selon cet auteur, il faudrait faire pour l'extinction de la syphilis ce qui a été pratiqué pour la répression du choléra : établir des bureaux de secours partout où le danger se révélerait. Les frais de ces dispensaires ne seraient pas considérables ; il suffit souvent de quelques grains de sublimé pour guérir la vérole la plus invétérée. »

Examen des mesures prophylactiques.

Pour chercher à apprécier la valeur des mesures destinées à prévenir la propagation de la syphilis, je les diviserai en quatre catégories comprenant :

La *première*, celles relatives aux vénériens de l'un et de l'autre sexe en général ;

La *deuxième*, celles relatives seulement aux hommes ;

La *troisième*, celles relatives aux prostituées;

La *quatrième*, celles relatives aux nourrices et nourrissons.

Chacune de ces catégories contiendra plusieurs chapitres, dont les titres exprimeront, autant que possible, l'ensemble des idées exposées dans ces chapitres ; idées déjà émises pour la plupart, que je rappelle, que j'examine, et que je développe même quelquefois, mais que cependant je suis loin d'approuver toutes.

Quoique les opinions des divers auteurs s'étant occupés de

la prophylaxie des maladies vénériennes, aient été signalées précédemment, je ne crois pas que, dans l'unique but d'éviter les répétitions, il faille s'abstenir de revenir sur quelques détails historiques à propos de la plupart de ces mesures. Ces citations, ainsi groupées, auront alors l'avantage de montrer que bon nombre des mesures examinées ont déjà attiré l'attention de médecins instruits et d'administrateurs distingués.

PREMIÈRE CATÉGORIE COMPRENANT LES MESURES RELATIVES AUX VÉNÉRIENS DE L'UN ET DE L'AUTRE SEXE EN GÉNÉRAL.

Ces mesures sont :

I. La création d'une législation spéciale ;

II. La recherche des vénériens ayant transmis leur maladie à autrui ;

III. La multiplication et l'amélioration des moyens de secours ;

IV. La publication de conseils sur les maladies vénériennes ;

V. Les inoculations préservatrices de la syphilis.

CHAP. I. — CRÉATION D'UNE LÉGISLATION SPÉCIALE.

Ce chapitre semble devoir présenter deux parties distinctes, car on paraît s'être proposé le double but de punir le vénérien ayant transmis son affection à autrui, et d'obliger à se soigner celui reconnu malade dans des circonstances déterminées. Si je ne comprends pas dans une troisième division les mesures destinées à sévir contre les charlatans, comme le croient utiles divers médecins, entre autres M. le docteur F. S. Ratier, la raison en est que ces industriels ne vendent pas uniquement des remèdes contre les affections vénériennes, pour lesquelles, cependant, beaucoup de personnes vont les trouver dans la crainte d'avouer leur maladie à leur médecin.

1° *Peines portées contre le vénérien ayant transmis à autrui sa maladie.*

« Chose étrange ! s'écrie M. Yvaren, inexplicables effets de l'aberration et de la légèreté humaines ! Tel qui affronterait les angoisses de la faim et qui souffrirait mille fois la mort plutôt que de commettre le moindre larcin, ne sait plus, quand l'aiguillon de la chair le presse, écouter la voix de sa conscience, et va trop souvent, sans scrupule, ravir à une jeune fille son seul patrimoine, la seule source de ses joies et de son travail, la pureté de son sang, le privilége d'une santé qui devrait être sacrée! Ce vol, cet empoisonnement, n'est prévu, ni puni par la loi, il n'est même pas justiciable de l'opinion publique. » Bourru, cependant, il y a près d'un siècle, demandait déjà qu'on punît rigoureusement ceux qui ne se font pas scrupule de communiquer la vérole et d'infecter une multitude de personnes.

Les articles 459, 460, 461 du Code pénal punissent, avec juste raison, celui qui laisse communiquer avec d'autres des animaux affectés de maladies contagieuses (1); mais aucune loi analogue n'existe pour mettre l'homme à l'abri de la contagion vénérienne, par l'imminence d'une punition portée contre le vénérien coupable d'avoir transmis son affection à autrui.

La santé de l'homme importe-t-elle moins à la société que

(1) Art. 460. Seront également punis d'un emprisonnement de deux à six mois, et d'une amende de 100 fr. à 500 fr., ceux qui, au mépris des défenses de l'administration, auront laissé leurs animaux ou bestiaux infectés communiquer avec d'autres.

Art. 461. Si de la communication mentionnée au précédent article, il est résulté une contagion parmi les autres animaux, ceux qui auront contrevenu aux défenses de l'autorité administrative seront punis d'un emprisonnement de deux à cinq ans, et d'une amende de 100 à 1,000 fr., le tout sans préjudice de l'exécution des lois et règlements relatifs aux maladies épizootiques et de l'application des peines y portées.

celle des animaux domestiques? La différence de culpabilité existant entre l'individu ayant laissé ses bestiaux transmettre à d'autres une maladie contagieuse, et le vénérien ayant infecté une personne saine, peut, cependant, se mesurer par celle qui existe entre la perte de quelque argent (mode ordinaire d'évaluation des animaux), et la perte de la santé, non-seulement d'une personne, mais quelquefois de toute une famille. Si donc on a jugé nécessaire d'infliger une punition au moins coupable, pourquoi n'en infligerait-on pas une à celui qui l'est davantage? Des indemnités considérables ont quelquefois été allouées, avec juste raison, à des nourrices infectées par des enfants nés de parents syphilitiques, pourquoi une forte amende ou quelque autre punition ne serait-elle pas portée aussi contre la personne adulte qui transmet à autrui la maladie dont elle est atteinte? Objectera-t-on qu'il est inutile de faire une loi qui ne serait jamais appliquée, vu la difficulté de découvrir les coupables? Non, car des mesures ont déjà été proposées pour les atteindre (Voy. chap. II); du reste, en supposant même que l'exécution de ces mesures trouvât quelque obstacle dans les ménagements que doit inspirer le respect de la réputation de tout individu, la crainte seule d'encourir une punition suffirait pour maintenir beaucoup de vénériens dans une continence momentanée que leur conscience est impuissante à leur imposer.

S'il était possible de promulguer une législation *ad hoc*, on comprend que, selon les circonstances, la pénalité devrait différer; effectivement, le vénérien se sachant malade, averti de son état par un médecin, s'il s'expose à transmettre son affection, est bien plus coupable que celui qui la transmet sans savoir en être atteint, ce qui peut exceptionnellement arriver pour un jeune homme, mais plus souvent pour une femme qui parfois attache peu d'importance aux accidents qu'elle présente, par exemple au léger écoulement d'apparence leucorrhéique, qui, quelquefois, traduit seul à l'extérieur l'existence d'une vaginite légère ou d'ulcérations indolentes du col utérin, ou au suintement peu appréciable, mais contagieux déterminé par la blennorrhagie du canal de la glande vulvo-vaginale de M. Huguier, affection récemment décrite par M. Salmon (Voy. *Mon. des Hôp.*, 30 nov. 1854).

Dans les cas de viol ou d'adultère, la peine ordinairement appliquée devrait être portée à son maximum, s'il y avait, en outre, transmission d'une maladie vénérienne. On pourrait alors ajouter l'une à l'autre les deux pénalités. De même, lorsque des personnes infectées auraient débauché des mineurs, etc., etc.

2° *Obligation de se faire soigner imposée à tout individu reconnu vénérien dans des circonstances déterminées.*

D'après William Beckett, d'anciens règlements de Londres, datant de 1430, prescrivaient de mettre en réclusion les individus attaqués d'écoulement par la verge ou le vagin. Vers la fin du XVe siècle, si terriblement éprouvé par la grosse vérole, le parlement et le prévôt de Paris sentirent la nécessité d'arrêter, autant que possible, la propagation de cette maladie ; se conformant aux usages d'alors, ils ordonnèrent que l'on punît de la hart ou que l'on jetât dans la Seine tout vénérien de l'un ou l'autre sexe, qui ne retournerait pas dans son pays, s'il était étranger, ne demeurerait pas renfermé chez lui, ou n'entrerait pas immédiatement à l'hôpital de Saint-Germain-des-Prés, s'il était de la ville. Si, depuis lors, on n'a plus songé à employer une justice aussi expéditive, néanmoins plusieurs auteurs ont cru à la nécessité d'établir des règlements analogues à ceux destinés jadis à combattre la lèpre et maintenant la peste.

Un Anglais, en 1761, proposa au Parlement de déclarer coupable de félonie tout individu reconnu vénérien après un certain laps de temps durant lequel des hôpitaux auraient été maintenus ouverts aux frais du public. Gardane, en 1770, pensait aussi que « la multiplication des secours rendrait alors punissables ceux qui seraient surpris d'être infectés du virus par négligence. »

Bourru, docteur régent de la Faculté de médecine de Paris, vers la fin du siècle dernier, disait : « On a établi des léproseries pour détruire la lèpre ; on y est parvenu ; on prend les plus grandes précautions pour opposer des frontières à la peste ; on y réussit ; et on laisse paisiblement propager la vérole ! »

Suivant Fodéré, le chirurgien anglais, J. Aikin, pensait que la syphilis plus que toute autre maladie exigeait la retraite et la discipline d'un hôpital (*Méd. lég.*, t. V, p. 494).

Contre le scherlievo, maladie considérée comme une variété de la syphilis par la plupart des médecins, entre autres Cambieri, Massich, Hendler, J.-P. Frank, Cullerier, le baron Heurteloup, mon père, etc., etc., Bagneries, médecin en chef de l'armée d'Illyrie, pensait que le meilleur prophylactique était la séquestration des malades et leur traitement convenable jusqu'à ce qu'ils soient entièrement guéris (*Journal de méd.*, 1811, t. XLII, p. 15).

Parent-Duchâtelet s'écriait en 1836 : « Des millions dépensés tous les ans, depuis plus d'un siècle, pour la peste, qui n'a pas dépeuplé Constantinople, où elle règne en permanence ! pour la fièvre jaune, qui n'a pas empêché l'accroissement prodigieux des villes d'Amérique ! et rien pour détruire ou arrêter le progrès de la plus grave et de la plus effroyable des pestes, qui, depuis trois siècles réside parmi nous ! Voilà ce qui ne peut se comprendre et ce qui excitera l'étonnement de nos enfants, qui ne pourront se rendre compte d'une pareille aberration. »

Il y a quelques années (1850), M. Michel Lévy écrivait : « La séquestration et les léproseries ont fait justice du fléau de la lèpre ancienne, la peste est l'objet d'un vaste et dispendieux appareil de préservation ; tous les gouvernements font des sacrifices pour étouffer le germe de la variole ; or, la syphilis fait plus de mal que toutes ces maladies ensemble... Pourquoi ne lui oppose-t-on pas dans tous les pays les mêmes barrières, les mêmes moyens de destruction? » Telle était aussi l'opinion exprimée quelques années auparavant (1842) par Lallemand, de Montpellier (*Pertes séminales*, t. III, p. 505 et suiv.), qui voulait qu'on reçût dans les hôpitaux les vénériens de quelque pays qu'ils fussent, « non-seulement pour les guérir, mais encore pour les séquestrer pendant toute la durée de leur traitement. En les mettant ainsi, dit-il, dans l'impossibilité de céder à leurs aveugles impulsions, on ferait plus que de leur être utile, on arriverait peu à peu à l'extinction de ces deux calamités (la syphilis et la blennorrhagie). »

Tout récemment encore, M. Yvaren écrivait : « Le mot de progrès est sur toutes les lèvres. La civilisation actuelle s'enorgueillit de ses nombreuses conquêtes... Le scorbut a disparu des localités où il régnait endémiquement, la vaccine a mis un terme aux ravages de la variole : mais la syphilis va toujours se propageant, et n'a pas cessé depuis trois cents ans de ronger les flancs de l'espèce humaine... La société, qui se laisse ainsi dévorer, serait-elle donc impuissante à terrasser ce fléau séculaire?... La lèpre fut étouffée, n'en serait-il donc pas ainsi de la syphilis, si nous renouvelions contre elle la lutte que nos pères entreprirent contre sa sœur aînée ? »

Par les citations précédentes on a pu voir quelle importance des médecins distingués attachaient à faire soigner les vénériens, et combien ils s'étonnaient de ne voir prendre contre leurs maladies aucune des grandes mesures réglementaires que l'on prend contre d'autres affections bien moins redoutables.

M. Diday, tout en déplorant qu'on ne puisse pas retenir dans les hôpitaux jusqu'à curation complète les vénériens venant s'y faire soigner, pense qu'une loi donnant au médecin d'hôpital le droit de les retenir ainsi contre leur volonté, de même que l'on retient les individus soupçonnés d'être pestiférés, serait plus nuisible qu'utile, en éloignant les malades des hôpitaux qu'ils considéreraient alors comme des prisons. Une pareille loi pourrait, en effet, avoir cet inconvénient ; mais sans retenir les vénériens contre leur volonté, peut-être serait-il possible d'obliger à se soigner chez eux ceux préférant ne pas aller à l'hôpital, et de ne retenir ainsi que ceux ne voulant pas suivre au dehors un traitement régulier ? Du reste, à diverses époques, et maintenant encore, on croit pouvoir, pour la conservation de la santé publique, séquestrer pendant un temps plus ou moins long les personnes atteintes de maladies regardées comme contagieuses. Jadis les léproseries, maintenant encore les lazarets, ne sont que des établissements destinés à retenir éloignés des autres hommes les individus atteints ou pouvant être atteints de certaines affections transmissibles. Il serait bien plus à désirer que tous les individus, qui, dans les circonstances que j'indiquerai plus tard, auraient été reconnus atteints de syphilis, affection autrement répandue que la peste, et surtout bien plus évidemment transmissible, fussent tenus de se soigner ; mais, quoique le vénérien n'ait aucun prétexte plausible à objecter à cette obligation, car il est de son intérêt de se guérir le plus promptement possible d'une maladie d'autant plus rebelle qu'elle est plus invétérée, bien que l'on trouve parfaitement naturelles les quarantaines, dont l'utilité est au moins douteuse, cette mesure, certainement, paraîtrait contraire à la liberté individuelle. Sans ce motif, rien n'empêcherait de faire des règlements statuant : 1° que tout individu reconnu vénérien dans certaines circonstances (Voy. *Cat.* I, chap. III ; *Cat.* II, chap. I, II, IV et V, *Cat.* III, chap. I, 1re partie à la fin ; *Cat.* IV, chap. I et II) est obligé de se soigner, selon sa volonté et sa position de fortune, soit dans un hôpital, soit chez lui, sous la direction d'un médecin attaché à un bureau de consultations gratuites ou d'un médecin particulier de son choix ; 2° que, dans le cas où il veut suivre ainsi chez lui son traitement, il est tenu d'envoyer tous les huit ou quinze jours à un bureau désigné à la préfecture de police ou à la mairie un certificat de son médecin constatant qu'il suit régulièrement son traitement ; 3° que tout vénérien ne voulant se soigner, ni chez lui ni à l'hôpital, doit être mené dans un établissement hospitalier spécial, et y être maintenu jusqu'à curation complète. Cette détention ne pourrait paraître plus arbitraire, quand il s'agit des maladies vénériennes, que quand il s'agit de la peste, surtout lorsque, en suivant un traitement chez soi, et en se soumettant à quelques petites formalités, telles que l'envoi de certificats, on pourrait l'éviter. D'ailleurs, comme dit M. Diday, à propos d'une autre mesure, la restriction qu'on semblerait ici mettre à la liberté individuelle, serait celle-là même que dicte la loi naturelle, c'est-à-dire la limite, au delà de laquelle la liberté d'un homme devient incompatible avec la sûreté de ses voisins. En effet, laisser un individu reconnu vénérien conserver indéfiniment sa maladie sans se traiter, c'est exposer à toutes les chances d'une infection redoutable les personnes avec lesquelles il peut cohabiter et les enfants auxquels il peut donner le jour. Objectera-t-on que certains vénériens s'abstiennent de toutes relations dangereuses pour leurs semblables? Cela est vrai, mais la propagation constante des maladies qui nous occupent montre que tous ne sont pas aussi raisonnables.

CHAP. II. — RECHERCHE DU VÉNÉRIEN AYANT TRANSMIS A AUTRUI LA MALADIE.

Depuis longtemps, à Berlin, suivant M. Ratier, et déjà depuis plusieurs années, en Belgique, on recherche, visite et arrête les prostituées indiquées par les vénériens infectés par elles, lorsqu'ils entrent à l'hôpital ou se présentent à un bureau de consultations. De même le règlement du dispensaire de Brest prescrit de rechercher les filles ayant contaminé les soldats, matelots, ouvriers, etc., d'après les indications données par ces hommes et transmises au commissaire de police directeur du dispensaire par les officiers supérieurs du service (Voy. *Annales d'hyg. et de méd. lég.* t. XLVI, 1851, *Mémoire* de M. de Sandouville). Mais cette mesure présente de grandes difficultés, quand par sa généralisation on veut atteindre tout vénérien de l'un ou de l'autre sexe, qui, pour satisfaire ses désirs ou ses intérêts, n'a pas craint de s'exposer à transmettre à autrui son affection.

M. Vidal (de Cassis) pense que l'on devrait accorder à tout docteur l'autorisation de faire immédiatement une descente chez la femme signalée par le malade venant le consulter. Cette manière d'agir, déjà très difficile à employer à l'égard des prostituées inscrites, paraît complétement impraticable, quand la personne incriminée jouit de la plénitude de sa liberté et de ses droits sociaux ; car elle serait tout à fait contraire au respect que l'on doit à l'inviolabilité du domicile et surtout de la personne.

Pour rechercher ainsi les vénériens coupables, qu'ils soient soumis à des règlements particuliers, comme les prostituées inscrites, ou qu'ils jouissent de leur entière liberté, comme tout autre individu de l'un ou de l'autre sexe, par exemple les filles insoumises, plus ou moins riches, qui, a-t-on déjà dit (voyez *Gazette médicale*, page 1 et suivantes, 1846), pourraient être déclarées par les officiers qu'elles auraient contaminés, le moyen préférable, c'est-à-dire le moins mauvais, serait, peut-être, celui-ci : Tout individu ayant à se plaindre d'avoir été infecté par quelqu'un, en allant consulter un médecin, soit particulier, soit attaché à un service public, pourrait lui demander un certificat constatant son état morbide, puis, avec sa plainte, l'enverrait à un bureau désigné *ad hoc*, à la préfecture de police ou à la mairie, préférable, vu la proximité. L'homme qui serait dans ce cas signerait sa déposition, et établirait son individualité par la présentation d'actes personnels (passeport, permis de chasse, acte de naissance, etc.), à moins que la personne inculpée par lui, ne fût une prostituée inscrite, cas où il pourrait appuyer sa plainte non signée de l'envoi de la carte que chaque fille publique ou chaque maîtresse de maison de tolérance serait tenue de donner aux hommes reçus chez elle, ainsi que nous le dirons dans la suite (Voy. *Cat.* III, chap. III). La crainte de faire connaître que l'on est atteint d'une affection vénérienne empêcherait peu d'hommes de porter plainte, car le vénérien maintenant n'est heureusement plus un objet de mépris comme jadis ; du reste, dans l'intérêt du plaignant, et surtout dans celui de l'accusé, rien n'empêcherait que leurs noms fussent tenus secrets, et que toute plainte signée ou non signée fût brûlée, après un certain laps de temps, quand on n'en aurait plus besoin pour rechercher ou poursuivre le prévenu ou même le plaignant dans le cas de déposition calomnieuse.

Pour les femmes ayant été infectées, lorsqu'elles ne voudraient pas signer leur plainte, dans la crainte de donner une preuve de leur inconduite, le médecin pourrait noter sur son certificat les raisons qui, malgré l'abstention de signature, pourraient faire croire au plus ou moins de véracité de la malade. Effectivement, beaucoup d'entre elles, refusant de signer, ne craindraient pas de donner, sous le sceau du secret, au médecin qu'elles iraient consulter, des preuves établissant leur individualité et montrant l'exactitude de leur déclaration, ce qui le mettrait à même d'apprécier le degré de confiance que l'on peut avoir en leur déposition.

Lorsque au bureau de la préfecture ou de la mairie on recevrait une plainte jointe au certificat d'un médecin, si elle était dirigée contre une prostituée inscrite, on la ferait venir immédiatement au dispensaire pour la visiter; si elle était portée contre tout autre individu, on lui écrirait pour l'inviter à envoyer un certificat d'un médecin de son choix, constatant son état sanitaire, le prévenant que des médecins sont spécialement chargés, dans chaque arrondissement, de délivrer gratuitement ces certificats, et l'avertissant que dans le cas où, dans le délai de quatre ou huit jours par exemple, on n'en aurait pas reçu un, il encourrait uue peine (amende ou autre). Si une plainte, non signée, offrait peu de garantie de véracité, on pourrait, avant d'écrire à l'inculpé, attendre qu'une autre déposition fût faite contre lui; pour constater alors que ces deux plaintes n'ont pas été faites par la même personne ayant pu aller demander des certificats à plusieurs médecins, on écrirait à ces derniers pour les prier de se donner rendez-vous, afin de reconnaître entre eux, d'après les renseignements qu'ils auraient pu conserver et leurs souvenirs, si ces dépositions sont bien dues à des personnes différentes. Le résultat de leur réunion serait ensuite envoyé au bureau.

Quand alors, par l'envoi d'un certificat à la sincérité duquel, si l'honorabilité du corps médical n'était bien connue, les peines portées par le Code pénal (art. 162) permettraient du moins de croire, on aurait la preuve que la personne accusée est en effet malade et présente des accidents ayant pu déterminer ceux présentés par le plaignant, on la préviendrait que, d'après les règlements précédemment indiqués (*Cat.* II, chap. I, sect. 2), elle se trouve dans l'obligation de se soigner. Ainsi que le font parfois les nourrices contaminées par leurs nourrissons, le plaignant, s'il le désirait, pourrait également alors envoyer sa déposition au tribunal compétent.

Quoique l'usage de rechercher les vénériens d'après les renseignements fournis par les individus infectés par eux, ait eu un plein succès en Belgique, on dira, peut-être, que cette mesure devient impossible, lorsque l'on veut en généraliser l'application, parce qu'elle est attentatoire à la pudeur, en imposant à des personnes sur lesquelles on n'a aucun droit, l'obligation de se soumettre à une visite sanitaire. Cette mesure ne peut paraître attentatoire à la pudeur que lorsque l'inculpé est du sexe féminin, la pudeur n'étant pas l'apanage de l'homme. Or, elle ne peut être considérée ainsi, si l'on remarque que les femmes, auxquelles on demanderait un certificat sanitaire, auraient été signalées par un homme, qui, en signant sa plainte, aurait engagé sa responsabilité, et qui, en cas de fausse accusation, se serait rendu passible de la peine portée par l'art. 373 du Code pénal ainsi rédigé : « Quiconque aura fait par écrit une dénonciation calomnieuse contre un ou plusieurs individus aux officiers de justice ou de police administrative ou judiciaire, sera puni d'un emprisonnement d'un mois à un an, et d'une amende de 100 fr. à 3,000 fr. »

Avec plus d'apparence de raison, on objectera que la possibilité de rechercher les vénériens ayant transmis à autrui leur maladie, d'après les plaintes portées contre eux par les personnes qu'ils ont contaminées, pourrait avoir l'inconvénient de permettre à tout vénérien de se dire infecté par une autre personne qu'il menacerait ainsi d'accuser pour en obtenir de l'argent. Cependant, pour ne pas donner plus d'importance qu'elle n'en mérite à cette objection, il faut remarquer que cet abus ne serait pas à redouter de la part des hommes, qui, en signant leur plainte, deviendraient, en cas de fausse déposition, passibles des peines sus-indiquées, ni de celles des prostituées inscrites, auxquelles leur position particulière permettrait d'interdire de porter plainte, parce que, ne connaissant pas la plupart des hommes qu'elles reçoivent, elles seraient dans l'impossibilité de les désigner, et parce qu'elles pourraient éviter la contagion en visitant préalablement ceux auxquels elles se livrent, ainsi que cela pourrait, peut-être, leur être prescrit (Voy. *Cat.* II, chap. III, et Voy. *Cat.* III, chap. III). Il n'y aurait donc plus que les femmes débauchées non inscrites, telles que actrices, lorettes, grisettes, etc., dont on pût redouter cet abus, et dans ce cas, comme leur plainte, si elle n'était pas signée, offrirait peu de garantie de véracité, rien n'empêcherait d'attendre une nouvelle déposition avant de rechercher l'inculpé, ainsi que je l'ai indiqué précédemment.

L'inconvénient le plus grand que cette mesure ainsi généralisée paraît présenter, serait d'exiger un temps trop considérable pour la recherche des vénériens autres que les prostituées inscrites : en effet, sur ces femmes la police a acquis des droits qu'elle n'a pas sur les autres personnes, ce qui lui permet, dès qu'elles sont signalées, de les arrêter et de les visiter, mais pour les autres vénériens, le respect de la liberté individuelle exige des ménagements qui entraînent des lenteurs.

Néanmoins cette mesure, appliquée d'une manière générale, aurait le triple avantage : 1° de permettre d'atteindre quelques-uns des vénériens coupables d'avoir transmis leur maladie à autrui ; 2° d'inspirer aux autres vénériens une crainte salutaire, qui les engagerait à se soigner promptement et surtout à s'abstenir de tout rapport pouvant communiquer leur maladie à d'autres personnes ; 3° enfin, de permettre de reconnaître les femmes qui se livrent clandestinement à la prostitution. Effectivement, quelles meilleures preuves peut-on en avoir, que les plaintes portées contre ces filles par les individus qu'elles ont contaminés ? Du reste, les règlements régissant le dispensaire de Brest, s'appuyant sur une décision ministérielle du 6 oct. 1837, autorisent déjà l'inscription d'office des prostituées clandestines, à la suite de plainte directe ou indirecte de communication de mal vénérien (Voy. *Annales d'hyg. et de méd. lég.*, t. XLVI, 1851. *Mémoire* de M. Sandouville). Seulement, comme il ne faudrait inscrire ainsi d'office que les femmes débauchées sur lesquelles il importerait, pour la santé publique, que l'on eût un droit de surveillance, peut-être ne devrait-on le faire que pour celles ayant de mauvais antécédents, ou contre lesquelles plusieurs plaintes dues à divers individus, auraient été dirigées.

L'application de cette mesure permettrait de surveiller la prostitution réglementée, patentée pour ainsi dire ; de diminuer le nombre des prostituées clandestines, les plus dangereuses de toutes, et d'atteindre les hommes, qui, pour satisfaire leurs désirs, ne craignent pas de s'exposer à transmettre à autrui leurs maladies.

CHAP. III. — MULTIPLICATION ET AMÉLIORATION DES MOYENS DE SECOURS.

Si l'on veut obliger à se soigner tous les individus reconnus atteints d'affections vénériennes, il faut nécessairement faciliter les moyens de se traiter de ces maladies, en multipliant les secours gratuits offerts aux personnes peu riches, ainsi que l'ont demandé beaucoup d'auteurs, M. Ratier entre autres. Elles trouvent ces secours dans les hôpitaux, les consultations publiques et les distributions de médicaments.

1° *Hôpitaux.* Depuis 1496, époque à laquelle on désigna à Paris l'abbaye de Saint-Germain-des-Prés pour servir de demeure aux vénériens, ces malades reçurent des soins dans des établissements publics, tels que la maison de la Trinité, le petit hôpital Saint-Eustache, celui de Lourcine, etc., etc. (Voy. Parent-Duchâtelet, Paris, 1837, t. II, p. 167 et suiv.).

Malgré le grand nombre de ceux traités ainsi chaque année dans les hôpitaux, nombre qui, d'après M. Michel Lévy, s'est élevé en 1842 à 5,059 malades pour celui du Midi, et 2,798 pour celui du Val-de-Grâce (voy. *Hygiène*, 2e édit., t. II, p. 736), cependant ceux qui se présentent ne peuvent tous être admis. Si dans la suite, par l'adoption des règlements précédemment indiqués (voy. *Cat.* II, ch. I, sect. 2), tout individu reconnu vénérien se trouvait dans l'obligation de se soigner, le nombre des malades s'y présentant devrait encore s'accroître momentanément.

La création de nouveaux hôpitaux de vénériens, ainsi que le voulait Bourru, est évidemment un des meilleurs moyens de secourir ces individus atteints d'une maladie dont la guérison importe tellement à la société, que M. Pétermann, de Liége, en 1836, et M. Diday, de Lyon, en 1850, n'envisageant peut-être pas toutes les conséquences que pourrait avoir leur proposition, n'ont pas craint d'engager à donner des primes pour attirer les vénériens dans les hôpitaux, où avec raison ils pensent qu'il faudrait chercher à les retenir par le bien-être et la bienveillance, et où M. Sandouville, de même, croit utile d'améliorer le régime des malades (voy. *Annales d'hygiène et de médecine légale*, t. XLVI, p. 185).

La multiplication des hôpitaux permettrait de ne pas repousser des vénériens gravement malades, ainsi que cela se fait d'après ce dernier docteur, et d'après Lallemand, de Montpellier, dans les hôpitaux de certaines villes, où l'on ne reçoit qu'avec répugnance les vénériens de la localité même. Comme le disait ce professeur, « il ne suffit pas que dans Paris et dans quelques grandes villes, on reçoive sans difficulté les malades des deux sexes et de tous les pays; cette mesure philanthropique a besoin d'être généralisée pour atteindre son but. » (*Pertes séminales*, t. III, p. 505 et 509.)

Dans les pays où l'on ne peut pas établir facilement des hôpitaux spéciaux, il faudrait au moins les recevoir comme les autres malades dans les hôpitaux généraux, au lieu de les repousser ou de leur faire payer une certaine somme en entrant, ainsi que cela se fait encore en Angleterre à celui de Middlesex, suivant M. Acton. Contrairement à l'opinion de M. Trébuchet, certains auteurs, n'envisageant pas la question au point de vue médical, dans la crainte de voir les vénériens se pervertir entre eux, pensent qu'il serait préférable de les admettre toujours dans les hôpitaux généraux. Je crois cependant que la morale publique a moins à redouter de la réunion des vénériens dans des hôpitaux spéciaux, que de leur admission habituelle dans les autres, car dans cette dernière hypothèse, constamment alors des jeunes filles vertueuses pourraient se trouver avoir pour voisines des prostituées insoumises

Les autres moyens de secours, que nous allons examiner, du reste, concourraient efficacement aussi à la diminution des maladies vénériennes.

2° *Consultations et distributions gratuites de médicaments.* En 1770, Gardane, censeur royal, docteur-régent de la Faculté de médecine de Paris, exprimait le désir qu'on établît pour les indigents, sous la direction d'un médecin et d'un chirurgien désignés, un bureau public où l'on aurait distribué gratuitement des préparations mercurielles peu coûteuses, telles que la solution de sublimé, l'onguent napolitain.

Il y a quelques années, M. Sandouville, au nombre des conclusions de son mémoire, mettait la multiplication des consultations publiques avec distributions gratuites de médicaments. Effectivement ces mesures sont de la plus grande utilité; elles ont sur les hôpitaux, outre l'avantage d'être moins onéreuses, celui de permettre à beaucoup d'ouvriers, dont le travail sert à soutenir leurs familles, de suivre chez eux, en travaillant, un traitement sous la direction de médecins instruits. Les vénériens, mieux que la plupart des autres malades, peuvent en profiter, car rarement ils sont retenus à la chambre par leur affection. Outre les consultations gratuites, qui depuis longtemps, chaque matin, ont lieu dans les hôpitaux; outre les soins que certains malades reçoivent gratuitement en s'adressant à des sociétés de charité, par exemple aux six dispensaires de la Société philanthropique (*Monit. des hôpitaux* du 16 janvier), etc., l'administration de l'assistance publique, appréciant l'importance des soins donnés en dehors des établissements hospitaliers, a désigné cent cinquante-neuf médecins, qui non-seulement sont chargés de visiter les malades chez eux et de leur prescrire des médicaments, qui leur sont délivrés gratuitement sur leur ordonnance, mais aussi de donner des consultations dans les mairies et dans des maisons de secours. Cette modification de l'ancienne organisation des bureaux de bienfaisance, quoique adoptée depuis peu, d'après le rapport du ministre de l'intérieur, aurait les plus heureux résultats (Voy. *Archives générales de médecine*, oct. 1854, et *Revue médicale*, 30 sept. 1854). Avec M. Dequevauvillers, on ne peut donc qu'insister sur l'importance d'accorder des secours non-seulement aux malades alités, mais même à ceux qui ne le sont pas, comme la plupart des vénériens (*Monit. des hôpitaux*, 15 juin 1855).

Pour éviter à ces derniers la crainte de se rencontrer, dans ces bureaux de consultations, avec d'autres personnes de leur connaissance venant consulter pour d'autres maladies, peut-être pourrait-on désigner quelques-uns de ces bureaux pour le traitement spécial des affections vénériennes. Ces bureaux rappelleraient alors celui de l'hôpital du Midi, dont les consultations se sont élevées au chiffre de 7,648 pour l'année 1842, suivant M. le docteur Michel Lévy, et seraient de véritables dispensaires semblables à ceux créés par plusieurs médecins, entre autres M. le docteur Clerc, qui, dans le sien, donna 4,332 consultations en 1853 (*Moniteur des hôpitaux*, 26 déc. 1854).

L'importance de ces dispensaires spéciaux, ainsi que l'a très bien dit un de mes parents, M. le docteur Corbel-Lagneau, se fait surtout sentir dans les quartiers populeux du nord de Paris, vu l'éloignement où ils se trouvent des hôpitaux de vénériens, la plupart de ces malades préférant avoir recours à des charlatans voisins de chez eux, plutôt que de s'adresser aux consultations publiques des autres hôpitaux où ils n'osent se présenter, ou que d'aller au loin chercher des conseils dans les rares établissements consacrés spécialement au traitement de leurs affections.

M. Yvaren, qui croit avantageux ces sortes de bureaux de secours, où les malades trouvent gratuitement des conseils et des médicaments, nous apprend qu'à Lyon M. le docteur Munaret est parvenu à en établir un qui semble aussi avoir de fort bons résultats (voy. *Métamorphoses de la syphilis*, 1854, p. 583).

Dans les campagnes, les médecins cantonaux, qui heureusement se multiplient continuellement, seraient chargés aussi de donner gratuitement des soins aux vénériens pauvres, comme aux autres malades.

Tous ces moyens de secours, outre l'avantage de rendre plus facile le traitement des maladies vénériennes, auraient celui de faciliter la recherche des vérolés ayant transmis à d'autres personnes leur affection, en mettant les malades à même de signaler promptement, lors de leur entrée à l'hôpital ou de leur première visite à un bureau de consultations gratuites, à un dispensaire, etc., les personnes qui les ont infectés (voy. *Cat.*, II, ch. II). Je crois même que, dans tous les établissements de secours gratuits, hôpitaux, dispensaires, etc., il n'y aurait aucun inconvénient à demander à tout malade s'il veut, dans l'intérêt de la santé publique, indiquer la personne l'ayant contaminé, quoique je ne partage pas entièrement l'opinion de M. Vleminckx, qui, dans le cas où un militaire refuse de donner cette indication, recommande de lui infliger une punition.

Chap. IV. — Conseils a publier sur les maladies vénériennes.

Plusieurs auteurs, parmi lesquels on peut citer MM. Marc, Ratier, Pétermann, Davila, ont pensé qu'il pourrait être avantageux d'éclairer le public non médical, en publiant quelques conseils ou un avis sur les maladies vénériennes. Un pareil avis, selon M. Trébuchet, chef du bureau de salubrité à la Préfecture de police, devrait être rédigé par l'Académie de médecine.

Pensant que ces conseils doivent avoir pour double but d'indiquer, d'une part, les moyens de se préserver de la contagion ; de l'autre, ceux propres à prévenir les conséquences d'une affection déjà contractée, je m'arrêterai successivement à ces deux sortes de moyens. Ensuite, il faudra chercher dans quelles circonstances et de quelles manières on pourra faire parvenir ces conseils à la connaissance du public.

1° *Conseils indiquant les moyens de se préserver de la contagion.*

La partie de la syphiliographie consacrée à la recherche de ces moyens, éveille, depuis longtemps, la susceptibilité de quelques médecins plus religieux que philanthropes (voy. Parent-Duchâtelet, *Prostitution*, t. II, chap. XXIV). A leurs yeux, la crainte de la vérole sert à maintenir les jeunes gens dans la continence prescrite par les dogmes chrétiens. Pour prouver le peu de fondement de cette opinion, il suffit de rappeler le nombre considérable de vénériens de certaines villes, et de faire remarquer que la continence absolue est complétement contraire à la nature, dont les lois dominent toujours celles des nombreuses religions professées à la surface du globe (voy. Buffon, *Hist. nat. de l'homme; puberté;* Lallemand, *Pertes séminales*, t. III, p. 258, 1842; et Londe, *Nouveaux éléments d'hygiène*, 3e édit., Paris, 1847, t. I, p. 143).

S'il peut paraître superflu de s'occuper des nombreuses préparations dont les inventeurs n'ont pas divulgué la composition, telle que la pâte d'orge du comte d'Amfreville, etc., s'il est sans avantage d'insister sur certains moyens remarquables seulement par leur cruelle bizarrerie, comme l'introduction de la verge dans le corps ouvert d'un animal encore chaud, conseillée, après un rapport suspect, par de nombreux auteurs, Hieronymus Montuus, 1558, Julius Claudinus, etc. (Voy. *Aloysius Luisinus*, *Aphrodisiacus*, edit. 1728, p. 1132, 1311, 1312, etc.), s'il est inutile de s'arrêter à des moyens évidemment insuffisants, comme la ligature de la verge indiquée par Prosper Bogoratius et quelques autres, ou la soustraction de la pression atmosphérique exercée anciennement par les psylles, il ne peut en être d emême pour diverses substances et divers moyens proposés à différentes époques, et employés encore de nos jours, pour la plupart, quoique leur valeur réelle soit loin d'être positivement déterminée.

Sans m'arrêter aux soins de propreté (lotions, injections, etc.) servant à entraîner le liquide contagieux ; me contentant seulement de recommander de ne jamais les employer avant le coït, dans la crainte de priver les organes du mucus qui les protége ; et, au contraire, conseillant, après l'acte, de se nettoyer promptement et minutieusement, ainsi que d'uriner immédiatement (voy. Ratier, *Mémoire sur les mesures à prendre contre la propagation de la syphilis*, Paris, 1836, p. 29 ; et M. Ricord, *Traité prat. des malad. vén.*, p. 54, 2e édition et 22e lettre) ; j'arrive à l'examen des substances dites prophylactiques, qui, pour prévenir la contagion, doivent, soit abolir l'absorption, en modifiant la texture de la muqueuse, soit empêcher cette fonction de s'exercer, en protégeant mécaniquement cette membrane à la manière d'un enduit, soit enfin détruire le virus avant qu'il ait été absorbé.

A. *Substances destinées à abolir l'absorption en modifiant la texture de la muqueuse.*

Les substances de cette première section, comprennent les astringents indiqués par beaucoup d'auteurs, depuis Claudinus (voy. *Aloysius Luisinus, l. c.*) jusqu'à MM. Ricord (voy. *Traité des mal. vén.*, p. 179, 542 et suiv., lettre 22e) et Vidal, de Cassis (voy. *Traité des mal. vén.*, p. 534, 1853), les solutions mercurielles avec le sublimé, l'eau phagédénique de Guilbert de Préval, de Cezan, de Gardane (voy. de Horne, t. III, chap. I) et beaucoup d'autres... ; l'eau vinaigrée de Malon, préconisée longtemps auparavant par Lanfranc, Arnaud de Villeneuve, Guillaume de Salicet, Massa, etc. ; l'eau acidulée par le citron de Bayford (voy. Jourdan, *Mal. vén.*, t. II, p. 906) ; les alcooliques, le vin térébenthiné de Ettmuller (1690), etc., etc. Ces substances, dont l'usage prolongé a été conseillé avant de s'exposer à la contagion, ne paraissent jouir d'aucune efficacité. En effet, on peut reconnaître qu'elles n'abolissent nullement l'absorption, en s'appuyant sur ce fait que l'endosmose s'opère également à travers une membrane, qu'elle soit morte ou vivante (voy. Bernard, *Cours de physiologie gén. à la Faculté des sciences*, dans *Mon. des hôp.* 23 déc. 1854). Si, à l'exemple de MM. Pelouze et Cl. Bernard, qui, dans leurs recherches sur l'absorbabilité du curare à la surface des voies digestives, se servirent d'un endosmomètre formé avec la muqueuse gastrique (*Comptes rendus des séances de l'Académie des sciences*, t. XXXI), on fixe à cet instrument, ainsi que je l'ai fait, un morceau de muqueuse vaginale ou vulvaire soigneusement disséquée, et si l'on plonge le tout dans les principaux de ces liquides, la solution de tannin, celle d'alun, de sublimé, l'alcool, le vinaigre, etc..., bientôt alors on voit s'élever le niveau intérieur, ce qui démontre que ces substances n'abolissent nullement l'endosmose, qui sur le vivant constitue l'absorption (voy. Bernard, *Mon. des hôp.*, 23 décembre 1854). La plupart des auteurs admettent avec MM. Trousseau et Pidoux (*Thérapeutique*, t. II, 1re partie, p. 316), que les préparations dites astringentes « produisent une astriction fibrillaire, un resserrement, une tonicité, qui effacent le diamètre des interstices organiques et des vaisseaux capillaires, au point d'en expulser les liquides, d'y tarir les exhalations, d'y produire du refroidissement, de la pâleur. » On comprend qu'une semblable astriction, qu'un pareil resserrement des vaisseaux capillaires, puisse abolir ou diminuer l'absorption, car, si ces organes tendent, en s'effaçant, à expulser les liquides qu'ils contiennent, ils doivent, à plus forte raison, ne pas admettre dans leur cavité ceux venant du dehors; mais cette astriction n'est plus admissible, si l'on examine au microscope les vaisseaux de la membrane interdigitale d'une grenouille, sur la patte de laquelle quelques gouttes de ces divers liquides ont été déposées; en effet, le diamètre de ces vaisseaux ne paraît pas subir de diminution, ainsi que, d'ailleurs, l'ont reconnu Wharton Jones, Pojet, pour le sulfate de cuivre, l'alcool, l'acide acétique, etc. (voyez Bérard, *Physiologie*, t. III, p. 787 et suiv.) (1). Si quelquefois les astringents, les alcooliques, etc., ont paru modifier l'absorption, cela doit être attribué à l'action coagulante dont jouissent la plupart d'entre eux, sur les liquides albumineux lubrifiant parfois les organes (2), qui ainsi se trouvent protégés mécaniquement par la partie précipitée formant un enduit à leur surface. L'obstacle qu'un pareil enduit met à l'absorption peut se démontrer au moyen d'un

(1) On ne peut dire, cependant, que ces liquides restent alors sans action, vu la nature particulière du tégument de ce reptile, car ce même batracien, plongé dans une solution saturée d'alun ou dans l'alcool, la tête et les pattes antérieures restant au-dessus du niveau du liquide, meurt dans l'espace de plusieurs heures dans le premier cas, et de moins d'une heure dans le second, probablement par suite de la solidification progressive de la partie albumineuse du sang, qui bientôt ne peut plus circuler dans les capillaires, ainsi que le pense M. Mialhe (*Chimie appl. à la physiol. et à la thér.*, p. 571) mais, non pas par la gêne apportée par le liquide à la respiration cutanée, car cet animal survit à l'immersion de la plus grande partie de son corps dans l'huile pendant plusieurs jours.

(2) Il faut remarquer que le mucus, ordinairement, n'est pas albumineux (Voy. Lassaigne, *Chimie*, t. II, p. 536, *Mucus*), mais certains liquides sécrétés à la surface des muqueuses génitales, certaines leucorrhées, etc., peuvent être mucoso-purulents et conséquemment albumineux (Voy. *Dictionnaire de médecine*, Bérard, *Pus*; — *Recherches sur le pus*, Thèse, 1854, Delore, *Archives générales de médecine*, avril 1855, p. 508), ainsi que le prouvent les faits cliniques suivants : chez une femme qui avait un écoulement abondant pour lequel elle faisait fréquemment des injections avec des décoctions astringentes végétales (de tan), mon père observa dans le vagin des concrétions squammeuses de couleur fauve ayant une grande ressemblance avec les masses fibrineuses qu'on trouve dans les tumeurs anévrismales guéries. Sur une personne ayant la même affection, M. le docteur Herpin de Genève remarqua qu'une éponge imprégnée d'une semblable décoction devenait dure et cassante dans cet organe. Récemment encore, M. Gaultier, en parlant de l'emploi de l'alun dans des cas analogues, signalait cette coagulation formant des lambeaux blancs, secs, se détachant par plaques d'épaisseur variable (Voy. *Gazette hebdomadaire*, 8 juin 1855; *Revue médico-chirurgicale de Paris*, janvier).

endosmomètre plongé à plusieurs reprises, alternativement, dans du blanc d'œuf et dans une solution d'alun. L'usage habituel de ces préparations, comme de tout autre stimulant, peut avoir l'inconvénient de rendre la muqueuse moins humide, et, par suite, d'émousser sa sensibilité (Voy. *Dict. de méd.*, 2e édit., p. 289, *Astringents*, Guersant; Jourdan, *Mal. vén.*, t. II, p. 907).

B. *Substances destinées à empêcher l'absorption en protégeant les organes à la manière d'un enduit.*

Les huiles, graisses, pommades, onguents, compris dans cette section, tels que l'huile fraîche, d'un usage général en Belgique (voy. *Gaz. méd.*, 1846, p. 1), recommandée par Hunter et beaucoup d'autres auteurs (Hunter, *Traité de la mal. vén.*, p. 749), les pommades composées avec la térébenthine et des extraits végétaux (Prosper Bogarutius et autres, voy. *Aloysius Luisinus*, *l. c.*), l'onguent mercuriel dont parlent Astruc, de Horne (Voy. *Méthode d'administrer le mercure*, t. III, ch. I), etc., l'axonge indiquée par M. Londe (voy. *Nouveaux éléments d'hygiène*, 3e éd., t. II, p. 709), etc., etc., sont utiles, en général, lorsque, avant l'acte, ils sont appliqués exactement en onctions sur les parties génitales. Mais parmi ces substances, celles qui présentent une certaine consistance paraissent préférables à celles qui sont liquides, ainsi qu'on peut le reconnaître en graissant avec ces divers corps des endosmomètres fermés, soit avec la muqueuse génitale, soit même avec de la baudruche, membrane très perméable; en effet, on observe alors que les graisses liquides retardent, mais n'empêchent pas complétement l'absorption, tandis qu'il suffit de promener exactement sur toute la surface de la membrane le doigt précédemment plongé dans une graisse plus consistante, comme le *cold cream*, pour prévenir l'élévation du liquide intérieur, même quand l'instrument est maintenu à la température du corps.

C. *Substances destinées à détruire le virus avant qu'il ait été absorbé.*

Ces substances, d'après leur manière d'agir, peuvent être distribuées en plusieurs subdivisions.

A. Celles assez actives pour agir à la manière des caustiques, et conséquemment n'étant applicables que sur un point circonscrit de la muqueuse génitale, comme une érosion, souvent bien difficile à reconnaître, peuvent être avantageusement employées immédiatement après l'acte, ainsi que paraissent l'avoir établi les expériences faites de différentes manières par divers praticiens au moyen de l'inoculation: par M. Ricord (*Traité prat. des malad. vén.*, 1838, p. 178 et suiv.), en mélangeant le pus virulent aux diverses substances, acides ou alcalis un peu concentrés, etc., avant de l'insérer sous le tégument; par Luna Caldéron (*Démonstration de la prophylaxie syphilitique*. Paris, 1815), MM. Langlebert (*Lettre adressée le* 22 *juill.* 1851 *à l'Acad. de médec.* Voy. dans *Traité des maladies vén.* de M. Vidal, de Cassis) et Rodet (*Gaz. hebd.*, 12 janvier 1855), en appliquant sur le lieu d'inoculation du virus le préservatif qui, pour le premier, ne paraît avoir été d'abord qu'un savon caustique, qu'il remplaça par une poudre (*Dict. des sc. méd.*, v° SYPHILIS, p. 149, Cullerier et Bard); qui, pour le second praticien, est un mélange de savon mou de potasse et d'alcool rectifié, le tout additionné d'essence de citron; et qui, pour le troisième, est une solution de perchlorure de fer (4 grammes) et d'acide chlorhydrique (6 grammes) pour 30 grammes d'eau; substances qui toutes, depuis les alcalis et acides concentrés jusqu'au chlore et à l'iode récemment proposé par M. Boinet, ont une action sur les tissus organiques, ainsi que l'indique ce médecin pour cette dernière substance (*Gaz. méd.*, 30 mars 1855, p. 240), et qu'on peut le reconnaître en regardant au microscope les vaisseaux de la membrane interdigitale d'une grenouille dans lesquels le sang s'arrête, si l'on dépose dessus une goutte d'acide chlorhydrique, ou même parfois de vinaigre, et conséquemment ne peuvent être considérées que comme des caustiques plus ou moins actifs ; du reste, cette opinion a été admise par M. Alvaro Reynoso, qui, dans ses belles expériences sur le curare, si analogue aux venins et aux virus, est arrivé à distinguer deux sortes de caustiques, les uns altérant les tissus sans attaquer ce poison, comme l'acide sulfurique, qui ne paraît prévenir l'intoxication qu'en déterminant la formation d'une eschare, qui isole la substance délétère des tissus circonvoisins, et ralentit, sinon abolit l'absorption ; les autres, agissant en même temps sur les tissus et sur le poison en l'altérant comme l'iode, l'acide nitrique et la potasse, ou en le détruisant complétement, comme le chlore et surtout le brome (*Recherches sur le curare*, Paris, 1855, *Mém. prés. à l'Acad. des sc.*, 9 avril 1855). Quoique l'on ait une preuve de l'extrême rapidité de la fonction d'absorption dans l'instantanéité de la mort de l'animal sur une muqueuse duquel quelques gouttes d'acide cyanhydrique ont été déposées, on peut comprendre qu'un liquide d'une certaine consistance, comme la matière virulente, puisse mettre quelques instants avant d'être absorbé, et que par conséquent, lorsque l'acte n'est pas trop prolongé volontairement, il soit possible de prévenir l'absorption de ce liquide en employant immédiatement un agent capable de le détruire, comme un caustique, ainsi que le recommande M. Ricord pour toute solution de continuité (*Traité des mal. vén.*, p. 545, et *lettre* 24, p. 180); mais, selon le même auteur, qui compte l'âge du chancre : « à partir du contact contagieux qui a dû le produire....., le chancre détruit avant le cinquième jour de son existence..... ne produit plus d'accidents consécutifs » (*Lettre* 24, p. 180). Cela est plus difficile à admettre. Effectivement, sans m'arrêter à la difficulté de reconnaître une ulcération à une époque à laquelle son existence est encore souvent problématique, si, à l'exemple de cet habile chirurgien, on compare les autres virus avec le virus-syphilitique, on voit que les effets du virus rabique, que ceux du venin de la vipère ne peuvent être prévenus que par une cautérisation immédiate et non pas par une cautérisation pratiquée dans les quatre ou cinq jours qui suivent l'inoculation. M. Ricord, en invoquant l'analogie (23e *Lettre*, p. 174) n'avait sans doute pas connaissance alors des belles recherches de M. Renault, qui, ayant inoculé la morve à 13 chevaux, la clavelée à 22 moutons, malgré l'excision de la peau et la cautérisation de la plaie six heures, quatre heures, deux heures, et même 1 heure seulement après l'inoculation pour quelques-uns des premiers, de onze heures à cinq minutes après cette inoculation pour les seconds, vit tous les chevaux mourir de la morve, et trouva tous les moutons réfractaires à une nouvelle inoculation du virus claveleux; ni de celles de M. Bousquet qui, en 1847, disait à l'Académie de médecine que la cautérisation des boutons de vaccine, dès leur première apparition, ne détruisait pas l'immunité dont jouissent les sujets vaccinés, et qu'une vaccination nouvelle n'avait pas de résultat chez les sujets sur lesquels il avait pratiqué cette cautérisation (voy. *Recueil de méd. vét.*, 1849, janvier, p. 5 et suiv. *Mém. de M. Renault sur la rapidité avec laquelle sont absorbées certaines matières virulentes*. Communication de M. Bousquet, *Bulletin de l'Académie de médecine*, t. XII, p. 733.

B. Quant aux substances douées de propriétés moins énergiques que les précédentes, et par cela même pouvant être employées sur toute l'étendue de la muqueuse, lorsque, après s'être exposé à la contagion, on ne voit aucune érosion à la surface des organes génitaux, circonstance qui n'est pas un obstacle absolu à la contagion, puisque, même suivant les syphiliographes, qui pensent que la matière contagieuse déposée sur une muqueuse intacte, ne peut traverser la couche épithéliale, son introduction dans un follicule suffit pour amener son absorption (Ricord, 12e *lettre*, p. 90; Maisonneuve et Montanier, *Traité des mal. vén.*, p. 131), quelques-unes d'entre elles paraissent avoir assez peu d'utilité; tels sont les astringents, entre autres, l'alun, conseillé par de Malon (1770), etc., le sous-acétate de plomb, indiqué par Newbaur (1706) (voy. *Lefebure de Saint-Ildefons*), le sulfate de zinc, le protosulfate, le perchlorure de fer, le chlorure double de manganèse et de fer proposé dernièrement à l'Académie de médecine par M. le docteur Lebel, etc., etc...; les mercuriaux, parmi lesquels le plus important est le sublimé en solution, soit simple, soit dans une décoction de bois sudorifiques, soit dans l'eau de chaux, ce qui constitue l'eau phagédénique, dans laquelle le deutochlorure de mercure se trouve en grande partie décomposé par la chaux, comme le dit très bien de Horne (*Méthodes d'administrer le mercure*, t. III, chap. I), préparations diverses qui ont été conseillées par une foule d'auteurs, entre autres, Fallope, Astruc (Voy. *De morbis venereis*, t. III, chap. II, § 2), Guilbert de Préval, Cezan, Gardane (Voy. De Horne, *l. c.*), Hunter (*Mal. vén.*, 1852, chap. V, p. 749), et M. Worbe (*Bulletin de l'Acad. de méd.*, 1847 t. XII, p. 715); le tartrate de mercure de Pressavin, le calomel en suspension, conseillé par Falk, Assalini (Jourdan, *Mal. vén.*, t. II, p. 909), etc.; les acides, les alcooliques, l'esprit-de-vin camphré, le vin chaud, le vin sucré, le vin saturné, le vin térébenthiné d'Ettmuller et de Newbaur (Voy. *Lefebure de Saint-Ildefons*), le vin aromatique simple, ou additionné de miel rosat, comme le conseillait Alménar (1512), etc., etc. En effet, rien n'autorise à croire que ces substances jouissent de la propriété de détruire le virus, quoique la plupart d'entre elles agissent sur le pus qui lui sert de véhicule en précipitant son albumine, ainsi que pouvait le faire prévoir la composition chimique du pus (Voy. *Dict. de méd.*, Berard, art. Pus: *Recherches sur le pus*, Delore, *Arch. de méd.*, avril, 1855; Thèse, 1854) et des préparations employées, et que le démontrent les faits cliniques précédemment rapportés (voy. chap. IV, sect. I, let, *A*, note 2); car, comme le dit Hunter, « on peut fort bien concevoir que la matière puisse être coagulée sans que le virus soit détruit (*Traité de la maladie vénérienne*, p. 404). » Tout dernièrement encore, M. Rodet (*Gaz. hebd.*, 12 janv. 1855) reconnaissait l'inefficacité du perchlorure de fer employé seul comme prophylactique du virus syphilitique. Effectivement, connaissant l'analogie existant entre les ferments animaux physiologiques, pepsine, diastase salivaire, venins, et les virus, qui ne sont, pour ainsi dire, que des ferments pathologiques, si l'on applique au virus syphilitique les connaissances acquises relativement à la pepsine (Bérard, *Physiologie*, t. II, p. 134 et suiv.) et aux venins nullement détruits par l'alcool, ainsi que cela a été reconnu par M. le docteur Ém. Rousseau pour celui du serpent à sonnette déterminant la mort des pigeons, des souris, etc., auxquels il est inoculé, non-seulement après le séjour de cet ophidien dans l'esprit-de-vin, mais même quand l'inoculation est faite avec le précipité grumeleux dû à l'action directe de l'alcool à 33 degrés sur le liquide venimeux (*Journal hebdom.*, 15 nov. 1828), il est permis de supposer que le précipité, résultant de la coagulation du pus virulent, retrouve ses propriétés, si, séjournant dans les replis des organes, il s'y redissout dans les liquides sécrétés. Si M. Ricord (*Traité des mal. vén.*, p. 179 et *Lettre* 22e, p. 170 et suiv.) a reconnu que le pus virulent, mêlé avec l'alcool, le vin, etc., ne déterminait aucun résultat à l'inoculation, cela ne tiendrait-il pas à ce que le virus, ayant été précipité avec l'albumine, ce chirurgien n'aurait pris pour ses inoculations que la partie liquide non virulente du mélange surnageant à la portion coagulée? L'action de plusieurs de ces substances sur le pus virulent, ainsi que l'indique M. Rodet pour le perchlorure de fer (*Gaz. hebd.*, 12 janvier 1855, p. 36), paraît donc se borner à ralentir son absorption, en le faisant passer à l'état solide, état sous lequel les corps ne pouvant être absorbés restent inoffensifs, ainsi que le dit très bien M. Alvaro Reynoso (*Recherches sur le curare*, p. 46). Les soins de propreté peuvent, du reste, entraîner le virus ainsi solidifié.

C. Parmi les substances assez faibles pour ne pas agir comme caustiques, quelques solutions, n'ayant pas d'action coagulante sur la matière virulente, paraissent utiles, en général, et nécessaires, quand les organes ont préalablement été graissés; ce sont les solutions alcalines, de potasse conseillée par Fordyce, Warren d'Édimbourg, Hunter et d'autres (voy. Jourdan, *l. c.*; de Horne, *l. c.*); de soude, que toute prostituée de Belgique est tenue d'avoir chez elle à la disposition des hommes qu'elle reçoit (1 partie de lessive de soude à 35 degrés et 20 parties d'eau [voy. *Gazette méd.*, 1846, p. 1]); de savons fortement alcalins, et celles de chlorures ou hypochlorites alcalins, de chlorure de potasse ou eau de Javelle, de chlorure de soude constituant la liqueur de Labarraque, conseillée par MM. Londe et Ricord (22e *Lettre*). Les premières, employées en lotions minutieuses et en injections immédiatement après l'acte, jouissant de la propriété de dissoudre le muco-pus, entraînent facilement la matière virulente, et quant aux dernières, quel que soit leur mode d'action sur les matières organiques, qu'elles s'emparent de l'hydrogène pour former de l'acide chlorhydrique, comme certains autres composés du chlore, ou qu'elles cèdent à ces matières organiques leur oxygène pour former alors de véritables chlorures (composés binaires), ainsi que le pense M. Balard (*Annales de chimie et de physique*, t. LVII, p. 303 et 304, 1834), il est démontré qu'elles jouissent de la propriété de les décomposer; on comprend dès lors l'action utile qu'elles peuvent avoir pour détruire les liquides contagieux venant d'être déposés à la surface des muqueuses. L'eau de chlore, qui, selon M. Alvaro Reynoso (*Recherches sur le curare*, p. 36 et suiv.), peut servir à détruire le curare, pourrait, sans doute, être avantageusement employée en prophylaxie vénérienne. La solution d'ammoniaque de Peyrilhe (voy. Jourdan, *l. c.*), l'eau de chaux, indiquée par Hunter (*Mal. vén.*, l. c.), et Marc. (*Dict. des sc. méd.*, v° COPULATION, p. 300), sont probablement peu efficaces, car ce physiologiste distingué a reconnu qu'elles ne retardaient que très peu l'absorption du curare (*l. c.*, p. 44). Pour laver les organes précédemment graissés, l'eau de chaux, ainsi que le chlorure de chaux, seraient, d'ailleurs, plus nuisibles qu'utiles, car le savon de chaux formé étant insoluble, loin de dissoudre la couche de graisse recouvrant la muqueuse en augmenterait l'épaisseur.

Dans cet aperçu rapide des moyens employés pour se préserver des maladies vénériennes, on ne peut se dispenser de parler du condom permettant le coït médiat. Ce moyen, utile ordinairement, ne préserve pas, cependant, d'une manière certaine, car, ainsi que l'ont dit Astruc (*De morbis venereis*, lib. III, cap. II, § 2), de Horne (*l. c.*), Bourru et beaucoup d'autres, cette membrane est susceptible de se déchirer, de se déplacer ; elle est perméable, ainsi qu'on peut le démontrer, non-seulement au moyen de l'endosmomètre, dans lequel la baudruche laisse passer l'eau et les ferments animaux (1), mais aussi, par simple imbibition, en plaçant un morceau de cette membrane sur une goutte de sous-acétate de plomb, et en laissant tomber sur l'autre côté une goutte de sulfhydrate d'ammoniaque, qui aussitôt détermine à sa surface une coloration noire. Disons encore, avant de terminer, que la baudruche n'est pas rendue imperméable par son immersion prolongée dans la solution d'acide sulfhydrique, qui passe cependant pour empêcher l'endosmose (2).

(1) La présence de la pepsine peut être reconnue par le tannin, l'alcool et le lait qui la précipitent ou se coagulent sous son influence, dans le liquide contenu dans l'endosmomètre plongé depuis quelque temps dans la solution de ce ferment.

(2) Ce phénomène endosmotique étant contraire à ce qui est admis en physiologie (Voyez Dutrochet, *Mémoires pour servir à l'histoire des ani-*

Si maintenant, des considérations et des faits précédents, on cherche à tirer des conclusions pouvant être exprimées sous forme de conseils, on peut dire que, pour se mettre, autant que possible, à l'abri des maladies vénériennes, l'homme sain, avant le rapport sexuel, sans se laver, peut s'oindre la verge avec un corps gras non liquide (de la consistance du cold-cream), ou faire usage d'un condom neuf, intact et résistant;

Que la femme saine ne doit ni se laver ni se graisser;

Que, immédiatement après l'acte, l'homme doit uriner, puis se laver minutieusement avec une solution étendue de chlorures ou hypochlorites de potasse ou de soude, avec de l'eau de savon, ou une dissolution très faible de ces alcalis;

Que la femme, de son côté, doit alors faire des injections abondantes et répétées, et se laver avec ces liquides les organes externes;

Enfin, que toute solution de continuité reconnue à la surface des organes génitaux, *immédiatement* après s'être exposé à la contagion, doit être cautérisée (avec le nitrate d'argent, par exemple, substance facile à employer).

2° *Conseils indiquant les moyens de prévenir les conséquences de l'affection déjà contractée.*

Ces conséquences sont de deux sortes, selon qu'elles regardent l'individu malade, comme la manifestation chez lui-même d'accidents consécutifs à ceux qu'il a contractés; ou qu'elles intéressent la société en général, comme la transmis-

maux et végétaux, t. I, p. 64 et suiv.; — Berard, *Physiologie*, t. II, p. 694, et Cl. Bernard, *Cours de physiologie générale de la Faculté des sciences*, 31 mai 1854, dans le *Moniteur des hôpitaux* du 23 décembre 1854), je présentai à ce sujet, à la Société de Biologie (28 octobre 1854), une note, dans laquelle j'indiquai les résultats d'expériences faites de diverses manières avec la solution d'acide sulfhydrique; et je portai, le 4 novembre, deux endosmomètres, l'un plongeant dans ce liquide, l'autre dans une solution de sulfhydrate d'ammoniaque, pour que l'on pût juger de l'ascension du liquide intérieur.

sion à autrui de la maladie, soit par contact direct, soit par hérédité.

Pour prévenir ces conséquences, les meilleurs moyens sont tous ceux qui tendent à guérir promptement la maladie, et à empêcher le malade d'avoir aucun rapport pouvant la transmettre. Mais, pour engager le vénérien à se guérir promptement, c'est-à-dire à suivre, dès le commencement de sa maladie, un traitement convenable sous la direction d'un médecin instruit, et pour l'obliger à la continence pendant le cours de son affection, il faut lui montrer d'abord que la maladie, quoique bénigne à son début, même après guérison apparente, peut donner lieu à des maux opiniâtres ; que convenablement traitée, dès le commencement, on peut en espérer une prompte et solide guérison, difficile à obtenir, quand la maladie est invétérée ; que des hôpitaux, situés à tels endroits, sont destinés à recevoir les vénériens gravement atteints, et que des consultations publiques, avec distributions gratuites de médicaments, ont lieu à tels jours, à telles adresses, spécialement pour ces malades ; puis aussi, que cette affection se propage, soit par contact direct, soit par hérédité, et que tout vénérien s'exposant à transmettre à autrui sa maladie devient passible des peines telles et telles portées par les lois (voy. *Cat.* I, chap. I, et *Cat.* II, chap. V, n° 1 à la fin).

Maintenant, si l'on recherche les manières de faire parvenir ces conseils à la connaissance du public, on voit que M. Ratier pense que l'on pourrait afficher des avis sur la maladie vénérienne, ainsi qu'on le fait pour ceux relatifs aux asphyxies et aux morsures d'animaux enragés ; cependant, je crois que, pour éviter toute atteinte à la morale publique, de pareils conseils ne devraient être publiés que dans les endroits où ils ne pourraient être vus que par des hommes adultes, des femmes affectées de maladies vénériennes ou des prostituées. Ainsi, avec Marc (*Dict. des sc. méd.*, v° COPULATION, p. 300) et M. Ratier, je pense qu'il serait très utile de mettre en évidence un semblable avis dans chaque chambre de fille publique; de même aussi, je ne verrais aucun inconvénient à le placer dans les salles d'hôpitaux consacrés aux hommes adultes, et surtout aux vénériens des deux sexes, à l'hôpital du Midi, à Lourcine, à Saint-Lazare, dans les bureaux de consultations destinés spécialement aux vénériens, dans les casernes, sur les navires de guerre, dans les corps-de-garde, dans les cours publics destinés exclusivement aux hommes, etc., etc... Sous forme d'avis, ces conseils pourraient aussi être distribués aux personnes reconnues vénériennes par les médecins chargés d'un service public. Du reste, bien entendu, dans ces diverses circonstances, la rédaction devrait différer (voy. *Cat.* II, chap. I et IV, vers la fin).

CHAP. V. — INOCULATIONS PRÉSERVATRICES DE LA SYPHILIS.

Avant de chercher, dans le virus syphilitique lui-même, un préservatif contre la syphilis, ainsi que l'ont fait MM. Auzias-Turenne, Sperino de Turin, et beaucoup d'autres (1), M. Diday avait cru trouver dans l'inoculation du sang, pris au voisinage d'accidents tertiaires, un moyen de préserver de l'infection constitutionnelle. Déjà, du reste, ce chirurgien, en cas d'insuccès, pensait qu'il serait possible d'employer le sang pris sous une tache de roséole, et même le pus d'accidents secondaires. Plus tard, malgré les dangers, depuis longtemps signalés, de l'inoculation du virus, on crut donc pouvoir s'en servir aussi comme d'un préservatif, et l'on créa la *syphilisation*, cet enfant terrible de l'inoculation, qui, jusqu'à présent, a peut-être eu l'avantage de mettre en évidence quelques faits curieux de théorie syphiliographique, mais n'a fourni que des observations dont les résultats sont assez tristes pour éloigner de la médecine pratique cette funeste méthode; en

(1) *De la syphilisation et de la contagion des accidents secondaires de la syphilis*. Paris. 1853, p. 222.

effet, après avoir lu quelques-unes des observations publiées par les syphilisateurs, entre autres, celle de M. Zelaschi, observation dans laquelle le nombre des inoculations successives fut porté à plus de 150 pendant l'espace de près de quatre mois, le médecin théoricien pourra bien remarquer que le même pus, inoculé par la même personne, sur la même région du même individu, tantôt donne des pustules et des chancres, tantôt ne donne rien, comme cela arrive pour le virus vaccin, ce qui prouve le peu de valeur de l'inoculation, en général, comme moyen de diagnostic, et ce qui, conformément à l'opinion émise par mon père en diverses circonstances, entre autres, dans sa communication du 14 septembre 1852, lors de la discussion à l'Académie de médecine sur la transmission des accidents secondaires (voy. *De la syphilisation*, Paris, 1853, p. 266), démontre, ainsi que l'a très bien fait observer M. le docteur Broca à la Société de chirurgie (décemb. 1853, séances du 21 et du 28), combien est loin d'être exacte la loi posée par M. le docteur Ricord, que « le pus du chancre est fatalement inoculable » (*Lettre* 11e, p. 86) ; mais le médecin praticien sera, je suppose, peu disposé à conseiller les inoculations successives du virus, comme traitement curatif, et, à plus forte raison, comme traitement préventif.

Parmi les personnes qui ont suivi la discussion académique relative à cette méthode de traitement, un très petit nombre, sans doute, sera de l'avis de M. le docteur Auzias-Turenne, qui, espérant « éteindre dans le monde la syphilis par une syphilisation universelle, » propose de syphiliser tous ceux qui ont la syphilis, n'importe sous quelle forme, toutes les filles publiques, tous les militaires et tous les marins, tous ceux qui passent leur vie ensemble (prisons, bagnes, etc.), et, enfin, ceux qui peuvent être exposés à la contagion. Sans partager l'espérance, exprimée par M. Diday, de voir un jour la syphilisation pouvoir être mise en usage pour les nourrices, dans le but de les prémunir contre la syphilis que peuvent leur transmettre des nourrissons vénériens (*Syphilis des nouveau-nés*, p. 362), je crois que, quand même cette mesure ne serait appliquée qu'aux prostituées, elle aurait le grand inconvénient d'augmenter le nombre des filles insoumises, car ces femmes éviteraient alors de se faire inscrire, dans la crainte d'être obligées de se soumettre à des inoculations successives donnant naissance à des ulcérations, et conséquemment à des cicatrices plus ou moins étendues, devant figurer très mal, surtout lorsqu'elles sont groupées au nombre de 24 ou 30 sur le bas-ventre, comme chez les malades de M. Spérino (*De la syphilisation*, Paris, 1853, p. 205).

DEUXIÈME CATÉGORIE. — MESURES RELATIVES AUX HOMMES SEULEMENT.

Ces mesures sont :

I. Les visites des soldats et marins;

II. La visite de tous les jeunes gens à l'âge de vingt ans, lorsqu'ils tirent à la conscription ;

III. La visite des hommes fréquentant les prostituées;

IV. La visite de tout homme arrêté pour délit de vagabondage ;

V. L'obligation de fournir, dans certaines circonstances déterminées, un certificat constatant qu'on n'est pas atteint de maladies vénériennes.

CHAP. I. — VISITES SANITAIRES DES SOLDATS ET MARINS.

Beaucoup d'auteurs ont cru utile de soumettre les soldats et les marins à des visites sanitaires, tels sont Restif de la Bretonne, Marc, MM. Ratier, Petermann, Diday, Acton, de Sandouville, Davila, etc., etc... Marc pense « qu'il ne faudrait choisir, en temps de paix, pour être cantonnés dans les campagnes, que les hommes dont l'état de santé aurait été préalablement constaté ; n'accorder de semestre qu'autant qu'on aurait pris la même précaution, et ne donner même de congé absolu, en cas de maladie vénérienne, qu'après une guérison complète. » M. Davila, qui croit qu'on ne doit permettre à aucun marin national ou étranger de descendre à terre, sans qu'il ait été préalablement visité, non-seulement pense que le soldat doit être soumis chaque semaine à une visite sanitaire, à l'heure de son réveil, avant qu'il soit sorti de son lit, et doit être examiné à son départ du corps, mais aussi que le soldat libéré doit être obligé de se faire visiter, dès son arrivée dans ses foyers, par un médecin désigné, envoyant chaque trimestre un rapport sur ces sortes de visites, ainsi que cela se fait en Allemagne.

Depuis longtemps, les soldats, en France, sont soumis à des visites médicales. Selon M. Ratier, on en faisait jadis dans la garde impériale; cependant alors, cette visite, qui doit se faire actuellement tous les mois, quelquefois tous les quinze jours, n'avait pas lieu dans tous les corps. Du reste, maintenant encore, suivant M. Sandouville, « son insuffisance est notoire. » Le règlement du dispensaire de Brest prescrivait aux médecins attachés à cet établissement, de visiter les soldats, matelots, ouvriers, etc..., mais il est préférable, comme le veulent la plupart des auteurs, que cette visite soit faite par les chirurgiens des armées de terre et de mer. En Belgique, M. Vleminckz, voulant obliger les soldats vénériens à se faire soigner dès qu'ils sont malades, a recommandé aux chirurgiens militaires de punir ceux qui ne déclarent pas immédiatement la maladie dont ils sont atteints, et, au contraire, de conserver leur solde à ceux s'étant présentés dès le commencement de leur affection. Suivant M. Acton, en Angleterre, les chirurgiens exigent aussi des hommes placés sous leurs ordres, qu'ils fassent attention aux premiers symptômes apparaissant après un coït impur (voy. *Annales d'hyg. et méd. lég.*, t. XLVI, 1851, traduction de M. Guérard).

Les visites régulières des soldats et des marins ont le double avantage de permettre de traiter, dès le début, les maladies qu'ils ont contractées, et de mettre à même de rechercher promptement et de faire soigner les femmes qui les ont infectés. Aussi, pour atteindre ce double but, pourrait-il paraître utile de les faire exactement tous les quinze jours ou même toutes les semaines, comme le demandent MM. Sandouville et Davila, et comme le prescrivit le ministre de la guerre, il y a environ trente-huit ans, à la suite d'une recrudescence des maladies vénériennes parmi les soldats de la garde royale envoyés à Lyon, avant le mariage du duc de Berry (voy. Mémoire publié séparément de M. Sandouville). Ces visites auraient besoin d'être moins fréquentes et pourraient être plus irrégulières, si, comme, en Belgique, on croyait pouvoir obliger les vénériens à venir promptement se faire soigner par l'imminence d'une punition portée contre celui ne déclarant pas immédiatement sa maladie. La visite faite à la sortie du corps, et surtout celle faite, lors de l'arrivée du militaire en congé ou libéré dans ses foyers, dans la crainte qu'il n'ait été infecté depuis qu'il a quitté le régiment, au point de vue de la santé publique, sont une garantie très grande pour le pays où il vient demeurer, pour les femmes avec lesquelles il peut cohabiter, et les enfants pouvant provenir de ces relations. Dans les pays, où les médecins cantonaux ne sont pas encore établis, le médecin de la localité, sur l'invitation du maire, pourrait visiter le militaire aussitôt après son arrivée.

Quant à la visite imposée à tout marin national ou étranger des navires de commerce, comme de ceux de l'État, lors de l'arrivage dans les ports, l'utilité n'en est pas douteuse, et son exécution n'est peut-être pas complétement impossible, puisque l'on oblige bien à une quarantaine les individus venant des pays où la peste existe.

Les soldats et marins de l'État reconnus vénériens devraient être immédiatement envoyés à l'hôpital, comme M. Vleminckz le recommande. Si pourtant, pour les besoins du service, on ne pouvait se priver de ces hommes, on ne leur accorderait aucune permission de sortie, et on leur ferait suivre leur traitement dans les casernes ou à bord, ainsi que l'indique le règlement du dispensaire de Brest. En soumettant ainsi les soldats à une discipline sanitaire sévère, sans négliger d'autres mesures relatives aux prostituées qu'ils fréquentent, on pourrait, sans doute, espérer voir tomber la proportion des vénériens dans l'armée des nombres 1 sur 33 et 1 sur 40, présentés par les garnisons de Strasbourg et de Lyon, à celui de 1 sur 190 présenté par l'armée belge.

Pour les marins du commerce, il serait peut-être possible de leur défendre de descendre à terre avant leur guérison, ou bien de les retenir dans des sortes de lazarets, où ils pourraient recevoir les négociants avec lesquels ils feraient des affaires, mais où aucune femme ne serait admise. De cette manière, les marins, pendant le cours de leurs voyages, se soigneraient des affections vénériennes qu'ils auraient contractées, pour ne pas être ainsi retenus lors de leur arrivée.

Dans les casernes, dans les navires de guerre, dans ces lazarets, serait affiché l'avis dont j'ai déjà parlé, indiquant les obligations et recommandations concernant les soldats et les marins (voy. *Cat.* I, chap. IV).

Depuis longtemps établies pour les soldats et marins, ces visites sanitaires ont été aussi recommandées pour les ouvriers des ateliers de l'État, ainsi que cela a été prescrit à Brest. « En Allemagne, selon M. Davila (p. 23), les ouvriers de quelques grandes manufactures sont visités chaque mois par un médecin, qui constate s'ils ne présentent pas de maladies contagieuses. » L'utilité d'une pareille mesure, au moins pour les ouvriers célibataires, est évidente, surtout dans les grandes villes ; aussi, sous le rapport de l'hygiène publique, ne saurait-on trop recommander aux manufacturiers particuliers, directeurs d'usines, d'ateliers, etc., de suivre, autant que possible, cet exemple. Peut-être même pourrait-on leur offrir de faire visiter gratuitement leurs ouvriers par des médecins attachés à un service public, les médecins cantonaux par exemple.

CHAP. II. — VISITE DE TOUS LES JEUNES GENS A L'AGE DE VINGT ANS, LORSQU'ILS TIRENT A LA CONSCRIPTION.

Si une législation particulière, comme celle indiquée précédemment (voy. *Cat.* I, chap. I, n° 2), prescrivait à tout individu reconnu vénérien de se soigner, soit dans un hôpital, soit chez lui sous la direction d'un médecin de son choix, tous les jeunes gens, même ceux exempts de droit, pourraient être tenus de passer au conseil de révision, ou, dans quelques cas exceptionnels, d'envoyer un certificat du médecin de leur canton ; ceux qui seraient alors reconnus atteints d'affections vénériennes se trouveraient dans la nécessité de suivre un traitement. Ainsi, on obligerait à se soigner une grande partie de la jeunesse masculine à une époque de la vie où elle s'expose ordinairement sans s'inquiéter des conséquences et où elle néglige souvent de chercher à se guérir par insouciance et par ignorance des suites que peuvent avoir ces maladies. De cette manière, les hommes malades ne partant pas pour l'armée, de même que ceux devenus soldats, seraient tenus de suivre un traitement. Si l'on ne pouvait leur imposer ainsi l'obligation de se soigner, cette visite permettrait du moins de leur signaler la nature, souvent méconnue, et la gravité de leur affection, et de leur indiquer les moyens d'obtenir leur guérison.

CHAP. III. — VISITE IMPOSÉE A TOUT HOMME ARRÊTÉ POUR DÉLIT DE VAGABONDAGE.

M. Anglès aurait voulu pouvoir faire examiner les vagabonds amenés chaque jour au dépôt de la préfecture de police, mais deux objections furent faites à cette mesure, que

M. Diday regarde comme étant inexécutable. D'abord, comment se comporterait-on à l'égard de ceux ne voulant pas se laisser visiter? Puis, comment pourrait-on obliger à se soigner ceux ayant été reconnus malades par cette visite? Ce dernier obstacle serait levé, si, ainsi que nous l'avons indiqué, on établissait une législation pour éviter la propagation de la syphilis, analogue à celle en vigueur depuis longtemps contre la peste (voy. *Cat.* I, chap. I, n° 2). Mais il paraît plus difficile de répondre à la première objection, car, en cas de refus complet, il n'y aurait que la prolongation de la détention qui pût être employée, et elle paraîtrait bien arbitraire, quoiqu'elle ne fût que la conséquence du refus de se soumettre à la visite sanitaire imposée, pour ainsi dire, comme punition pour le délit de vagabondage. L'article 4 de l'ordonnance de police du 10 sept. 1811, rappelée par Parent-Duchâtelet (t. II, p. 407), prescrit de visiter les détenus lors de leur arrivée dans la prison. Peut-être autoriserait-il à en agir de même pour les vagabonds, qui sont aussi soumis à une sorte de prison préventive.

CHAP. IV. — VISITE DES HOMMES FRÉQUENTANT LES PROSTITUÉES.

D'anciens règlements faits, en 1430, pour les maisons publiques de Londres, prescrivaient aux personnes chargées de ces établissements de faire visiter, non-seulement les prostituées, mais aussi les hommes les recherchant. Plusieurs auteurs, depuis cette époque, pensèrent que, pour atteindre les maladies vénériennes dans une de leurs sources les plus fécondes, il faudrait effectivement pouvoir visiter ces hommes; mais je ne connais que M. Diday, qui ait proposé une mesure paraissant mériter attention, car l'idée d'attacher, dans ce but, un médecin à chaque maison, quoique émise par un syphiliographe très distingué, semble complétement inexécutable. Selon l'habile chirurgien de l'Antiquaille, un règlement de police pourrait obliger les directrices de maisons de tolérance à examiner tout homme se présentant chez elles, à ne lui permettre l'entrée de leur établissement que lorsqu'elles l'auraient reconnu sain, et, dans ce cas, à lui donner une carte portant la date du jour et l'indication d'une particularité individuelle présentée par lui. Si une pareille carte de santé avait été délivrée à un homme malade, M. Diday pense que la fille, à laquelle il se serait adressé, pourrait porter plainte contre sa maîtresse, mais qu'alors cette plainte devrait être appuyée par le témoignage de l'homme et la présentation de la carte, qu'il aurait conservée en ses mains.

Cette carte, différente pour chaque établissement, serait, en effet, la meilleure preuve de la culpabilité de la dame de maison, mais l'homme, qui n'aurait pas craint de s'exposer à transmettre sa maladie à une prostituée, serait probablement peu disposé à aller appuyer de son témoignage la plainte portée par cette fille. L'exécution de cette mesure me paraîtrait devoir être assurée d'une manière plus certaine, si, comme je le dirai plus loin, on obligeait toute maîtresse de maison à répondre de la santé de ses filles (voy. *Cat.* III, chap. IV), car alors elle aurait intérêt à ne pas les laisser contaminer, et craindrait d'encourir une punition pour avoir chez elle une femme malade, lors de la visite du médecin du dispensaire. La prescription de visiter les hommes entrant dans les maisons de tolérance aurait aussi l'avantage d'autoriser les filles libres à examiner elles-mêmes tous les individus qui les rechercheraient, conformément au désir de M. Diday et auparavant de Marc, qui voulait qu'on recommandât aux prostituées de n'admettre aucun homme sans l'avoir examiné, et qu'on leur fît connaître les principaux signes propres à constater la présence de la maladie. Seulement sur la carte que ces dernières donneraient alors, carte que pourrait exiger tout homme s'étant soumis à cette visite, et qu'il conserverait pour appuyer sa plainte dans le cas où il aurait été contaminé par elles, devraient se trouver, non-seulement l'adresse, mais aussi le nom de ces femmes. Du reste, on a déjà remarqué assez souvent que certaines filles, d'elles-mêmes, se mettent à l'abri des maladies vénériennes en visitant préalablement les hommes qu'elles reçoivent.

On pourrait objecter à cette mesure : 1° que les vénériens ne pouvant pas avoir des rapports avec des prostituées, rechercheraient d'autres femmes, qui, n'étant pas sous la main de la police, ne pourraient être surveillées comme les filles publiques (Voy. 22e *Lettre* de M. Ricord, p. 169) ; 2° que les autres hommes sains ne voulant pas se soumettre à cette sorte de visite, cesseraient de fréquenter les maisons de tolérance, dont le nombre diminuerait conséquemment, tandis que celui des filles libres et insoumises irait en croissant.

A la première objection, la plus sérieuse, on peut répondre que la crainte d'encourir les punitions portées par les lois précédemment indiquées (*Cat.* 1, chap. I) empêcherait probablement beaucoup de vénériens de s'exposer à transmettre leur maladie, et les obligerait momentanément à la continence.

Quant à la deuxième, le meilleur moyen de faire accepter cette mesure par les hommes sains fréquentant les prostituées serait d'indiquer en tête de l'avis affiché dans ces maisons, que l'on a cru à la nécessité de cette visite, pour pouvoir être en droit d'exiger des dames de maison qu'elles répondissent de la santé de leurs filles ; responsabilité, qui, offrant aux hommes une grande sécurité, leur ferait, sans doute, préférer ces dernières aux filles insoumises, qui n'offriraient pas les mêmes avantages.

Chap. V. — Obligation de fournir, dans certaines circonstances déterminées, un certificat constatant qu'on n'est pas atteint de maladies vénériennes.

Cette mesure, ayant été proposée dans deux circonstances très différentes, le mariage, et l'entrée dans une administration, doit être examinée successivement sous ces deux points de vue. Il restera ensuite à indiquer encore quelques autres circonstances pour lesquelles cette mesure a été proposée.

1° *Certificat ou patente nette de maladies vénériennes avant le mariage.*

Si, s'appuyant sur ce principe, posé par M. Diday, que la liberté individuelle doit avoir pour limite celle au delà de laquelle elle devient incompatible avec la sûreté d'autrui (de la femme lors du mariage), on n'était pas retenu par la crainte de choquer certains individus, qui considéreraient comme indiscrète et outrageante une visite, à laquelle ils se soumettent parfaitement et publiquement, alors, quand ils passent au conseil de révision, on ne pourrait qu'approuver la demande de Marc (Voy. *Dict. des sc. méd.*, art. COPULATION, p. 272), et de l'honorable chirurgien de Lyon (Voy. *Gaz. méd.*, 1850, p. 198, etc.), qui veulent que tout homme, prêt à contracter mariage, produise préalablement un certificat de santé. Une pareille mesure n'atteindrait que des hommes, qui, soit par ignorance, soit sciemment, seraient sur le point de commettre une action blâmable, en s'exposant à transmettre à autrui une maladie grave. Or, celui qui allait devenir coupable par ignorance, apprenant la nature de son affection, de lui-même attendrait sa guérison complète avant de se marier. Quant à celui qui, au contraire, se sachant malade, allait, néanmoins, s'unir à une femme, au point de vue de la morale, il est heureux qu'on puisse de cette manière l'empêcher de devenir coupable. On éloignerait temporairement ainsi de la reproduction légale, si l'on peut s'exprimer ainsi, les hommes atteints de syphilis, de même que par un arrêté du 27 octobre 1847, cité par M. Diday, M. Cunin-Gridaine prescrivit d'éloigner de la reproduction les étalons tarés, défectueux ou atteints de maladies contagieuses, héréditaires. Quelle garantie cette mesure offrirait aux familles, qui, trop souvent, peu de temps après le mariage de leurs filles, les voient affectées de maladies contractées avec leurs maris, et ont à déplorer le sort des enfants auxquels elles donnent le jour. Ce certificat, que tout praticien, choisi par l'individu désirant se marier, serait à même de donner, pourrait être délivré gratuitement à chaque mairie par un médecin désigné s'y rendant à certaines heures.

Si l'on ne peut en agir ainsi, peut-être, du moins, serait-il possible, au moyen de l'avis publié sur les maladies vénériennes (*Cat.*, I, chap. IV), de prévenir les hommes, atteints de syphilis, des conséquences fâcheuses que leur mariage peut avoir, non-seulement pour leurs femmes et leurs enfants, mais aussi pour eux-mêmes; car Capsow et Frank, cités par Marc (*Dict. des sc. méd.*, v° COPULATION, p. 272), pour prévenir la transmission de la syphilis entre époux, pensent que, sur la demande de la personne lésée, la dissolution du mariage devrait être prononcée, et qu'une indemnité considérable devrait être donnée par le coupable. Fodéré (t. I, p. 415, de sa *Méd. légale*), s'appuyant, d'une part, de l'opinion de Zacchias, de Sanchez, et de plusieurs jurisconsultes, et, de l'autre, de la sanction de plusieurs jugements rendus en 1757 et 1771, croit pouvoir regarder aussi « la communication du mal vénérien par l'un des deux époux à l'autre, comme une des raisons les plus légitimes de dissolution de mariage. » L'existence de la syphilis, chez l'un des deux, peut, en effet, quelquefois être invoquée par celui qui est sain ou qui vient d'être contaminé par l'autre, à l'appui d'une demande en séparation : 1° comme preuve d'adultère commis par une femme devenue malade, son mari étant sain; 2° à titre d'injure grave ou de sévice (*Méd. légale* d'Orfila, t. I, p. 177), comme preuve pouvant être donnée par une femme du danger qu'elle court en cohabitant avec son mari devenu malade par suite d'inconduite.

2° *Patente nette de maladies vénériennes comme condition d'admissibilité dans une administration quelconque sous la direction de l'Etat.*

M. Diday pense qu'il est possible d'exiger un certificat sanitaire de tout homme désirant être reçu dans les écoles, la magistrature, les administrations, en un mot, toutes les institutions et les fonctions de l'État. En cas d'urgence, cette patente nette, pouvant être délivrée par un médecin quelconque, serait suppléée, selon cet auteur, par une attestation prouvant que, si le malade n'est pas guéri, il suit du moins un traitement. Cette mesure, quoique singulière, ne paraît pas cependant devoir être rejetée sans examen dans toutes ses applications, car l'obligation de fournir ce certificat sanitaire peut être considérée comme la conséquence de ce principe : que celui, qui accorde, est libre d'exiger de celui, qui demande, telles ou telles conditions qu'il juge convenable, pourvu qu'elles ne soient pas contraires à l'honneur.

Cette mesure aurait l'énorme avantage de faire sortir de l'incurie un grand nombre de malades. Comme les hommes mariés, lorsqu'ils contractent des affections vénériennes dans des liaisons extra-matrimoniales, ont ordinairement tout intérêt à se guérir le plus promptement possible, on pourrait, sans doute, les dispenser de fournir cette patente nette de vérole, mais il serait surtout utile de la demander aux jeunes gens désirant entrer dans les écoles militaires ou autres. On exige, dans beaucoup de circonstances, un certificat de vaccine; la petite vérole pourtant n'est certes pas plus effrayante que la grosse : toutes deux sont contagieuses, toutes deux peuvent défigurer; si la petite cause quelquefois la mort en peu de temps, la grosse, parfois mortelle, peut durer toute la vie, et se transmettre par hérédité aux enfants. Du reste, est-ce par la crainte de la transmission de la variole entre individus d'une même institution ou d'une même administration, qu'on exige un certificat de vaccine, considérée comme préservatrice de cette maladie? Non, car tout individu, qui en est atteint, se séquestre de lui-même, reste forcément chez lui. On veut ainsi engager, par le désir d'être admis dans ces administrations, dans ces écoles, à se mettre à l'abri de la variole. De même, en exigeant un certificat constatant que l'on n'a aucun accident syphilitique, on obligerait tout individu désirant être admis, à se mettre à l'abri de la syphilis, soit en étant plus circonspect dans le choix des femmes, qu'il fréquente, soit en employant les soins de propreté et les moyens prophylactiques précédemment indiqués ; soit, enfin, en se soignant le plus promptement possible dans le cas, où il aurait contracté quelque maladie vénérienne.

Si maintenant je passe en revue les diverses autres circonstances, dans lesquelles M. Diday pense pouvoir demander une patente nette, cette mesure pourrait, sans doute, être prise aussi pour les personnes demandant des secours publics à titre d'indigents, mais elle ne me paraît pas pouvoir être étendue, ainsi que le voudrait ce chirurgien, à tout individu voulant recueillir une succession, porter une plainte en justice, voter comme électeur, prendre un passe-port, obtenir un permis de chasse, etc., etc... : car, dans ces dernières circonstances, l'homme ne demande que l'autorisation d'user des droits, dont jouit tout individu libre, de recueillir les biens de ses pères, de choisir ses chefs, de voyager, etc., etc..., et n'obtient rien en réalité ; tandis que, lorsqu'il demande à être admis dans une école, à obtenir une place, il recherche une autorisation ou une nomination, qui n'est plus la conséquence des droits naturels, mais dépend de l'État.

L'idée d'exiger un certificat de tout homme prenant un passe-port, rappelle la proposition faite le siècle dernier par deux auteurs différents, de faire visiter les étrangers aux frontières, et tous les individus se présentant aux barrières de Paris. Quoique cette surveillance sanitaire aux frontières soit la moins inexécutable des deux, surtout pour l'Angleterre, où elle a été proposée, et qu'elle ait quelque analogie avec les cordons sanitaires établis parfois pour se préserver de la propagation de certaines maladies épidémiques réputées contagieuses, cette mesure semble néanmoins inapplicable. Si, à Paris et à Brest, les prostituées ne peuvent prendre de passe-port sans fournir préalablement ce certificat, c'est-à-dire sans se soumettre à la visite d'un médecin du dispensaire (voy. *Annales d'hyg. et de méd. lég.*, t. XLVI, 1851, Mém. de M. de Sandouville, et voy. Parent-Duchâtelet, t. II, p. 93, *Prostitution*), le fait même de leur inscription autorise cette mesure, mais rien ne paraît la légitimer à l'égard des autres personnes.

TROISIÈME CATÉGORIE. — MESURES RELATIVES AUX PROSTITUÉES.

Les mesures relatives aux prostituées sont :

I. L'inscription du plus grand nombre possible de femmes se livrant à la prostitution, et l'augmentation du nombre des maisons de tolérance;

II. L'avertissement donné aux prostituées;

III. L'accroissement du nombre des visites sanitaires imposées aux prostituées;

IV. L'obligation imposée aux dames de maisons de tolérance de répondre de la santé de leurs filles;

V. L'obligation imposée à certaines prostituées en carte d'entrer dans des maisons de tolérance.

CHAP. I. — INSCRIPTION DU PLUS GRAND NOMBRE POSSIBLE DE FEMMES SE LIVRANT A LA PROSTITUTION ET AUGMENTATION DES MAISONS DE TOLÉRANCE.

La prostitution a été le sujet d'un travail trop étendu de la part de Parent-Duchâtelet, pour qu'il soit utile d'entrer dans des détails sur l'historique et les formalités de l'inscription des prostituées à la préfecture de police ; mais il faut montrer combien cette mesure est avantageuse sous le rapport de l'hygiène publique. En effet, par le fait même de leur inscription, les prostituées sont tenues de se soumettre à des visites sanitaires, qui les empêchent de conserver longtemps les maladies vénériennes qu'elles peuvent contracter et transmettre aux hommes, qui les fréquentent. Du reste, tout en rappelant ici l'assertion de M. Venot (1), qui pense que sur 100 vérolés, il y en aurait 95 ayant contracté leur affection avec des prostituées clandestines ou insoumises, pour rendre plus appréciables les résultats de cette inscription, il suffit de faire remarquer que les femmes atteintes de maladies vénériennes parmi les prostituées insoumises, non inscrites, visitées au dépôt de la préfecture, étaient, pour l'année 1851, d'après M. Davila, dans la proportion de 1 sur 5, et de 1 sur 3, en comptant celles affectées de maladies psoriques ou utérines non vénériennes, nombres, qui se rapprochent beaucoup de ceux-ci : 1 sur 6 à 1 sur 2 donnés, par Parent-Duchâtelet, comme les extrêmes des moyennes annuelles de la période comprise entre 1816 et 1828, et des suivants : 1 sur 9 à 1 sur 2 donnés par MM. Trébuchet et Ratier en 1836 ; tandis que les femmes, atteintes de maladies vénériennes parmi les prostituées inscrites, étaient, d'après M. Davila, en cette même année 1851, pour les filles en maison, dans la proportion de 1 sur 199 femmes visitées, et pour les filles en carte de 1 sur 360.

D'après ces résultats, on doit tendre, autant que possible, à faire inscrire les femmes se livrant à la prostitution, et à généraliser, dans toutes les localités de France, l'institution des dispensaires, ainsi que l'ont proposé Fouché, ministre de la police, en 1802, Becquey, ministre de l'intérieur, en 1816, Boucher, en 1819, et, plus récemment, M. Sandouville (2). Pour atteindre ce double but, on peut, entre autres moyens,

(1) *Gazette médicale*, 1847, p. 347.

(2) *Mémoire sur les mesures à prendre contre la propagation des maladies vénériennes* (*Annales d'hygiène*, t. XLVI, p. 72).

rechercher les filles insoumises malades, d'après les plaintes portées contre elles par les individus qu'elles ont contaminés (voy. *Cat.* I, chap. II). On pourrait ainsi inscrire d'office toute femme convaincue d'avoir infecté plusieurs hommes.

M. Davila, voyant que les filles insoumises, coureuses de bals, grisettes, etc., etc., sont une source où les hommes puisent fréquemment les maladies vénériennes, se demande, s'il ne serait pas possible d'exiger que chaque fille en chambre, qui ne demeurerait pas chez ses parents, fût obligée, par exemple, une fois chaque mois, de se présenter au cabinet d'un médecin de son quartier spécialement chargé de cette visite sanitaire. Chacune de ces filles recevrait une carte portant son nom, son adresse et son signalement, et un livret contenant les règlements de police qui la concernent, et de bons conseils hygiéniques. Malade, elle serait envoyée à Lourcine, et, en cas de rébellion, à Saint-Lazare. Certes, il serait très utile, très désirable, de pouvoir surveiller ces filles insoumises, mais on n'a aucun droit sur elles; elles ne sont nullement tenues de se rendre à ces visites. Après avoir pris sur elles des renseignements minutieux, après avoir reconnu leur vie débauchée, peut-être pourrait-on les engager à venir se faire visiter de temps en temps, à tel ou tel endroit désigné, en leur montrant qu'ainsi, elles auraient l'avantage d'être plus promptement soignées, dans le cas où elles contracteraient quelque maladie, mais on ne me paraît nullement avoir le droit de les forcer à venir régulièrement se faire visiter. Ce qui permet d'imposer aux prostituées l'obligation de se soumettre aux visites sanitaires, c'est leur inscription antérieure; inscription qui se fait du consentement de la fille elle-même ou d'office, la fille ayant été arrêtée en flagrant délit de prostitution ou en ayant été convaincue. Or, les femmes dont il s'agit, ne sont pas inscrites, et tant qu'elles ne se font pas arrêter pour s'être livrées à la prostitution, on ne peut les inscrire, et, par suite, les astreindre à des visites sanitaires.

Du reste, M. Sandouville, qui demande « l'inscription, dans toutes les localités de France, des filles se livrant à la prostitution de notoriété publique, » indique, d'après le règlement du dispensaire de Brest, que la conviction de la prostitution clandestine, suffisante pour autoriser l'inscription d'office, résulte d'une enquête faite par le directeur (du dispensaire), constatant jusqu'à la dernière évidence une des circonstances suivantes : 1° la fréquentation publique des femmes reconnues pour se livrer à la prostitution ; 2° la rencontre en récidive par des agents différents chez des filles isolées, ou dans une maison de prostitution ; 3° l'arrestation en récidive, sur la voie publique pour conduite contraire aux mœurs, comme provocation, propos et actes licencieux ; 4° la plainte directe ou indirecte de communication de mal vénérien admise par le directeur, soumise d'abord au maire, et justifiée ultérieurement par le rapport d'un médecin du dispensaire (Décision ministérielle du 6 octobre 1837) ; l'état de domesticité dans une maison de prostitution. » En demandant de soumettre les femmes débauchées à des visites sanitaires, M. Davila ne fait que rappeler ce qui avait été établi jadis ; en effet, d'après Parent-Duchâtelet, pour pouvoir les surveiller, on essaya de les faire visiter, soit chez elles, soit dans un endroit convenu, comme l'avait proposé M. Renault (1), et en 1820, on consacra à ces visites un local particulier, auquel on donna le nom de petit dispensaire. Ces femmes, il est vrai, devraient avoir moins de répugnance encore à se rendre au domicile de divers médecins de leur quartier, qu'à un local désigné qui serait bien vite connu. Aussi, quoique je regarde comme complétement impossible d'obliger les femmes non inscrites à se soumettre à ces visites, le moyen me paraissant le moins mauvais serait de charger quelques-uns des médecins déjà désignés dans chaque arron-

(1) Voyez *De la prostitution*, t. II, p. 27, et *Ann. d'hyg. publ. et de méd. lég.*, t. XLVI, 1851, Mémoire de M. Sandouville, n° 9).

dissement pour donner des soins aux pauvres, de consacrer quelques heures à recevoir dans un local particulier nullement officiel, celles de ces femmes, qui voudraient bien s'y rendre, sur l'avis qui leur serait donné par le commissaire de police. Cet avis, du reste, ne devrait être envoyé qu'après avoir pris des renseignements minutieux, pour éviter de l'adresser à des femmes honnêtes.

Dans les cas où une de ces filles, venues volontairement à ces visites, serait malade, si des règlements spéciaux prescrivaient aux individus reconnus vénériens de se faire soigner (voy. *Cat.* I, chap. I, n° 2), on la préviendrait qu'elle se trouve dans l'obligation de suivre un traitement, soit chez elle, soit à l'hôpital.

Quant aux maisons de tolérance, Marc (1), Pasquier, Anglès, Parent-Duchâtelet (2), MM. Trébuchet (3), Davila, et la plupart des personnes s'étant occupées des moyens les plus propres à atténuer les inconvénients de la prostitution, ont pensé qu'il était avantageux de les multiplier, en diminuant, autant que possible, les maisons clandestines, qui, ne pouvant être surveillées, sont beaucoup plus dangereuses. La meilleure preuve qu'on puisse donner de l'utilité des maisons de tolérance est celle-ci consignée dans le mémoire de M. Sandouville : d'après M. le docteur Behrend, deux décrets rendus à Berlin, l'un en 1839, l'autre en 1845, pour faire fermer d'abord un certain nombre, puis ensuite la totalité des maisons de tolérance, et pour renvoyer hors de la ville les filles étrangères à cette capitale, et dépourvues de moyens d'existence, eurent pour résultat d'augmenter la prostitution clandestine, comme on peut en juger par la progression croissante des nombres 500, 900, 1250, exprimant approximativement la totalité des prostituées avant 1839, en 1839 et

(1) Voyez *Dict. des sc. méd.*, art. COPULATION, p. 292, etc

(2) *Prostitution*, t. I, p. 503.

(3) Voyez *Mémoire de M. Ratier* (*Ann. d'hyg.*, 1836, t. XVI, p. 262).

en 1847, et d'accroître aussi le nombre des vénériens, qui, pour les femmes entrées à l'hôpital de la Charité, après 1845, s'éleva successivement de 627 à 761 et à 835, et pour les hommes de 711, en 1845, à 979, en 1848 (1). La multiplication des maisons de tolérance serait surtout une bonne mesure, si, comme je l'indiquerai dans la suite (voy. *Cat.* III, chap. IV), on rend les maîtresses de ces établissements responsables de la santé de leurs filles. Je ne crois pas, cependant, qu'il faille forcer toutes les prostituées à entrer dans ces maisons, comme le voulait Restif de la Bretonne, qui demandait qu'elles fussent toutes obligées de se rendre dans de vastes édifices appelés Parthénions, sous peine de punition corporelle. Cette obligation ne devrait être imposée qu'aux filles inscrites en cartes, qui ne se rendraient pas exactement aux visites du dispensaire (voy. *Cat.* III, chap. V). Généralisée davantage, elle aurait l'inconvénient d'accroître le nombre des prostituées insoumises ; beaucoup de femmes, craignant d'être sous la dépendance d'une dame de maison, ne se feraient pas inscrire, et n'en continueraient pas moins leur vie débauchée.

Les nombres donnés par M. Davila, comme exprimant la proportion des malades dans les deux catégories de filles inscrites, 1 sur 199 pour celles en maisons, et 1 sur 360 pour celles en cartes, sont peu favorables à la multiplication des maisons de tolérance; mais il est bon d'observer que la proportion plus considérable des malades parmi les premières peut s'expliquer de deux manières, d'abord, parce que, comme le dit Parent-Duchâtelet, ces malheureuses, par le fait même de leur dépendance, « sont obligées de s'abandonner au premier venu qui les réclame, fût-il couvert des plus dégoûtants ulcères ; » tandis que les filles en carte sont libres, jusqu'à un certain point, de choisir les hommes qu'elles reçoivent; puis aussi, parce qu'elles ont des rapports sexuels

(1) Voyez *Ann. d'hyg. et de méd. lég.*, t. XLVI, 1851, p. 85.

plus fréquents que ces dernières n'en ont, et que naturellement elles courent d'autant plus de danger d'être contaminées, qu'elles voient plus d'hommes dans un temps donné. L'influence de cette fréquence des rapports est surtout évidente pour les prostituées des maisons de banlieue, dites filles à soldats, qui, selon M. Davila, en ont quelquefois 30 à 40 dans la même journée; en effet, elles présentent une proportion de malades de 1 sur 60; proportion beaucoup plus considérable que pour les autres prostituées inscrites. Je ne sais, cependant, s'il serait possible, comme l'a proposé un syphiliographe distingué, de fixer, pour les rapports sexuels, un maximum, au delà duquel ces malheureuses pourraient se refuser aux exigences de leurs maîtresses.

En rendant les dames de maisons responsables de la santé de leurs pensionnaires, elles auraient intérêt à se conformer aux prescriptions, qui leur seraient faites, de ne pas admettre chez elles d'hommes pouvant contaminer leurs filles, et conséquemment la proportion des maladies vénériennes devrait diminuer chez ces dernières (voy. *Cat.* III, chap. IV et *Cat.* II, chap. IV).

Du reste, il faut aussi remarquer que les prostituées en maisons étant visitées deux fois plus souvent que celles en carte, quand elles sont malades, ont sur celles-ci l'avantage de ne pouvoir propager leur affection que pendant un temps beaucoup moindre, susceptible d'être restreint encore en rendant les visites plus fréquentes (voy. *Cat.* III, chap. III).

Chap. II. — Avertissement donné aux prostituées.

Dans l'intérêt de l'hygiène publique, il est nécessaire que les prostituées observent des soins de propreté, et se conforment aux règlements qui les régissent; il faut donc les prévenir des obligations qui leur sont imposées, pour pouvoir ensuite leur infliger des punitions en cas d'infraction. Quoique déjà la plupart des filles publiques connaissent parfaitement ces obligations, un pareil avertissement ne peut être qu'utile en leur enlevant la possibilité de prétexter de leur ignorance.

M. Davila, dans sa thèse, en parlant des moyens de surveiller l'état sanitaire des filles insoumises, propose de leur donner un livret, dans lequel se trouveraient les règlements qui les concernent, et de bons conseils hygiéniques. Si cette mesure présente quelque difficulté, dans son application aux femmes insoumises, difficiles à atteindre, elle paraît pouvoir être très bien employée pour les prostituées lors de leur inscription. Chaque fille pourrait alors recevoir un livret sur lequel seraient consignées les obligations à elle imposées, et diverses recommandations; de même que cela se fait pour les femmes demandant l'autorisation de diriger une maison de tolérance (1). Ainsi, 1° quoiqu'il faille ordinairement s'abstenir de se laver avant le coït, de peur de priver les organes du mucus qui forme naturellement un enduit protecteur, ainsi que le recommande M. Ratier (2), il serait utile d'imposer à ces femmes l'obligation de faire, avant tout rapport sexuel, des lotions et injections abondantes, pour entraîner les matières virulentes ou simplement irritantes ayant pu être sécrétées dans leurs organes ; car, au point de vue de la société en général, mieux vaut que l'homme soit à l'abri de l'infection que la prostituée, que l'on peut surveiller et soigner si elle devient malade, ce qu'elle pourrait éviter, du reste, en ne recevant que des hommes reconnus sains (voy. *Cat.* II, chap. IV). « Si les femmes, en général, étaient plus propres, plus soigneuses d'elles-mêmes, dit avec raison M. Ricord (3), les maladies vénériennes seraient bien moins nombreuses. » 2° Après l'acte, des injections et lotions chlorurées ou alcalines abondantes devraient être très utiles à

(1) Voyez Parent-Duchâtelet, t. I, p. 434, etc.

(2) *Mémoire sur les mesures à prendre contre la propagation de la syphilis* (*Annales d'hygiène*, Paris, 1836, t. XVI).

(3) *Traité des malad. vénériennes*, Paris, 1838, p. 543.

prescrire à toute fille publique pour la préserver d'abord elle-même de l'infection, ensuite pour empêcher aussi que l'homme, reçu par elle peu de temps après un premier rapport, ne fût contaminé par le pus virulent laissé dans ses organes par le premier individu, ainsi que le disent Astruc (*lib.* II, chap. I), et M. Ricord (1). En rendant les dames de maisons responsables de la santé de leurs filles, on assurerait l'exécution de ces soins de propreté, au moins pour cette sorte de filles, les maîtresses ayant alors intérêt à prévenir leur infection. Il faudrait, en outre, dire sur le livret : 3° que toute prostituée en maison doit se trouver régulièrement aux visites médicales, de même que celle en carte doit se rendre exactement au dispensaire, si elle ne veut encourir les punitions en usage pour ne s'être pas présentée ou s'être fait remplacer par une autre ; substitution de personnes qui a lieu surtout parmi les filles en carte, suivant M. Sandouville (2). 4° Que toute fille doit se refuser à l'homme ne lui paraissant pas complétement sain (conformément au désir de Marc, qui conseillait de recommander aux prostituées de n'admettre aucun homme sans l'avoir examiné). 5° Que toute fille malade doit, à plus forte raison, se refuser dès lors à tout homme, et se rendre immédiatement vers un des médecins chargés de surveiller ces femmes, pour être envoyée promptement à l'hôpital ; le livret indiquant aussi que, dans le cas où elle ne se conformerait pas à cette double prescription, elle serait arrêtée pour être soignée, et encourrait les punitions portées contre le vénérien s'étant exposé à transmettre à autrui sa maladie (voy. *Cat.* I, chap. I), et celles en usage contre les prostituées reconnues malades ne venant pas immédiatement se faire soigner, c'est-à-dire de trois à six mois de réclusion, suivant Parent-Duchâtelet (3). 6° Que toute fille

(1) *Traité des mal. vén.*, p. 98.
(2) *Ann. d'hyg.*, t. XLVI, 1851, p. 73.
(3) *De la Prostitution dans la ville de Paris*, tome II, p. 341.

doit avoir, dans sa chambre, à la disposition des hommes venant chez elle, un pot d'une graisse d'une certaine consistance, comme le cold-cream, l'axonge ; une solution, soit de chlorures de soude ou de potasse, soit de ces alcalis mêmes, ou, au moins, du savon alcalin ; de l'eau, du linge, etc., etc.

Beaucoup d'autres obligations et recommandations pourraient, sans doute, être notées aussi sur ce livret.

Chap. III. — Accroissement du nombre des visites sanitaires imposées aux prostituées.

Depuis longtemps, on a cru utile de soumettre les prostituées à une surveillance sanitaire, mais aux yeux du plus grand nombre des syphiliographes, les visites qu'on leur impose ne sont pas encore assez fréquentes pour offrir tous les avantages qu'on peut en attendre. En effet, en examinant ces femmes tous les quinze jours ou même tous les huit jours, si les accidents contagieux se montrent peu de temps après la visite, elles peuvent transmettre leur affection à une foule d'hommes jusqu'à ce qu'une nouvelle visite les oblige à cesser leur métier pour aller se faire soigner. M. Ricord (1) pense qu'elles devraient être examinées au moins tous les trois jours, M. Ratier (2) et M. Sandouville tous les quatre jours, M. Davila, deux fois par semaine ; on voit donc, que l'on est d'accord sur l'utilité de rendre au moins deux fois plus fréquentes les visites que l'on fait aux prostituées en maisons, et quatre fois plus fréquentes celles imposées aux filles libres en carte.

L'examen de cette question étant applicable à ces deux catégories de prostituées inscrites, doit être divisé en deux parties, les moyens pouvant être employés pour les femmes réunies dans des maisons de tolérance différant de ceux destinés à surveiller l'état sanitaire des filles libres en carte.

1° Pour les prostituées réunies dans les maisons de tolé-

(1) *Traité des mal. vén.*, p. 540.

(2) *Mémoire*, p. 21.

rance, il y a deux moyens de rendre les visites plus fréquentes.

L'augmentation du nombre des médecins chargés d'inspecter ces établissements, et l'obligation imposée aux maîtresses de maison, de faire tous les matins, comme le voulait Restif de la Bretonne, une visite des femmes qu'elles ont chez elles. Ce dernier moyen aurait l'avantage de ne pas nécessiter la création de nouvelles places de médecins ; et je crois, qu'en rendant les dames responsables de la santé de leurs filles, elles se soumettraient à cette obligation de les visiter fréquemment, car il deviendrait important pour elles de surveiller leur état sanitaire (voy. *Cat.* III, chap. IV). Les médecins n'auraient plus besoin alors que de faire une fois par semaine une visite à jours irréguliers. On objectera que, avant d'imposer aux dames de maison l'obligation de faire ces visites quotidiennes, en les rendant responsables de la santé de leurs filles, il faudrait qu'elles aient été jugées capables de reconnaître l'existence de maladies vénériennes, de manière à ne pouvoir prétexter de leur ignorance, lorsqu'une fille malade serait trouvée chez elle ; ignorance d'autant moins supposable parmi ces femmes, qu'elles n'auraient pas besoin de distinguer entre elles les diverses lésions, mais seulement de constater que les organes sont ou ne sont pas complétement sains. Marc, il y a plus de quarante ans, disait, dans le *Dict. des sc. méd.*, qu'il faudrait faire connaître aux prostituées les principaux signes propres à constater la présence de la maladie ; à plus forte raison cette connaissance pourrait être exigée de toute maîtresse de maison de tolérance. Pour cela, il faudrait obliger toute femme, venant demander l'autorisation de tenir une pareille maison, à présenter un certificat de capacité, qui pourrait être délivré par un des médecins attachés au dispensaire ou à un des services vénériens de Saint-Lazare. En supposant que ces femmes aient quelque difficulté à acquérir les connaissances superficielles exigées d'elles, peut-être pourrait-on désigner quelques vieilles prostituées ou dames de maison pour les exercer à appliquer le spéculum, et pour leur montrer les affections vénériennes, en assistant à la visite d'un médecin de cette maison de détention ou ailleurs, soit dans les salles de vénériens, soit dans un cabinet séparé où se rendraient successivement ces malades.

2° Pour les filles libres en carte, il est difficile d'obtenir d'elles de venir se faire visiter tous les trois jours ; il est à craindre que dans les premiers temps cette obligation empêche beaucoup de femmes de se faire inscrire, et, par conséquent, ait pour résultat de multiplier les filles insoumises, bien plus dangereuses ; mais dans la suite, lorsqu'elles verraient que les hommes préfèrent aller trouver les prostituées réunies en maison, qui offriraient plus de sécurité, elles se décideraient probablement à se faire inscrire. Du reste, au lieu de les forcer de venir toutes à un seul dispensaire souvent très éloigné de leur demeure, peut-être pourraient-elles se rendre au moins deux fois par semaine dans une salle *ad hoc* désignée dans chaque arrondissement, ou même dans chaque quartier, où elles seraient examinées par un médecin du dispensaire, ou par un de ceux nommés dans chaque circonscription pour visiter les indigents. Il est superflu de signaler ici les supercheries de ces femmes, qui, parfois, se voyant malades, donnent leur carte à leurs camarades bien portantes, qui vont se faire examiner à leur place (1).

Insister sur la manière d'examiner ces femmes est également inutile, car maintenant on apprécie combien, dans ces visites, est avantageux le spéculum, dont M. Ricord a beaucoup contribué à vulgariser l'emploi, et avant de déclarer une femme saine, par des pressions légères exercées d'arrière en avant, soit à la partie supérieure, soit sur les parties

(1) Voyez Mémoire de M. Sandouville, *Ann. d'hyg. et de méd. lég.*, 1851, t. XLVI, p. 73.

moyennes latérales de la fente vulvaire, on ne néglige pas de s'assurer que l'urèthre ou les canaux des glandes vulvo-vaginales de M. Huguier ne sont le siége d'aucun suintement blennorrhagique contagieux (1).

M. Sandouville, cependant, dit que les médecins du dispensaire n'ont coutume de visiter au spéculum les filles des maisons de l'intérieur de Paris qu'une fois sur deux ; on comprend facilement combien peu de garanties doit offrir une visite ne portant que sur les organes externes, et par conséquent, combien sont insuffisantes celles plus complètes n'ayant plus lieu alors que tous les quinze jours.

MM. Guichard et Davila pensent avec raison que la visite doit porter, non-seulement sur les organes génitaux, mais aussi sur la peau, la gorge, etc... Effectivement, il peut être utile d'examiner la peau et les divers organes accessibles à la vue, puisque la syphilis y détermine des accidents qu'il importe de guérir, non-seulement pour la fille elle-même, mais aussi pour les hommes qu'elle reçoit. Je dis pour les hommes, parce que, tout en reconnaissant que le plus souvent les accidents cutanés, buccaux, sont consécutifs, je ne partage pas complétement l'opinion de M. Ricord et de l'école huntérienne, qui regardent comme évidente la non-transmissibilité des accidents secondaires, car cette loi se trouve contredite, d'une part, par l'analogie, de l'autre, par l'expérimentation et l'observation. Effectivement, nous laissant guider par l'analogie qui existe, sous le rapport physiologique, entre les divers virus, nous voyons que la morve détermine parfois des éruptions pustuleuses, des abcès et des ulcères, lésions dont le pus, inoculé à un autre individu, transmet la maladie, ainsi que cela a été constaté par un grand nombre de vété-

(1) *Mémoires de l'Académie de médecine*, Paris, 1850, t. XV, p. 527. *Moniteur des Hôp.*, 30 nov. 1854, art. de M. Salmon, et Mémoire de M. Robert, *Sur l'inflammation des follicules de la vulve*, dans *Archives gén. de méd.*, 1841, juillet.

rinaires et de médecins, entre autres MM. Youate, Leblanc, Dupuy, Bouley, etc. (1). Quant aux observations et expérimentations montrant que certains accidents consécutifs sont parfois transmissibles, rares jadis, quand la loi singulière, défendue par M. Ricord, vint surprendre le monde médical, elles commencent à se multiplier considérablement, depuis que l'attention a été attirée vers ce point de syphiliographie. Aussi, pour la soutenir, se voit-on obligé de nier les faits recueillis par MM. Wallace, Waller de Prague, Vidal (de Cassis), A. Cazenave, Richet, Schneph, Bardinet (de Limoges), et beaucoup d'autres médecins, aussi versés que les précédents dans l'étude de la syphilis ; ou de considérer comme primitifs, c'est-à-dire comme ayant été produits par l'application directe du virus sur la région devenue malade, des accidents, tels que les ulcères du pharynx, ainsi que tout le monde a pu le remarquer, lors de la discussion académique sur la syphilisation, à propos de l'observation d'un médecin, ami de M. Lidmann, dont l'ulcération pharyngienne avait sécrété un pus assez contagieux pour donner à l'inoculation des résultats trop positifs.

Comme le remarque M. Vidal (de Cassis) (2) sous le rapport de la santé publique, il importe beaucoup que toute fille reconnue malade ne puisse se traiter chez elle, et soit immédiatement dirigée vers un hôpital. En Belgique, dans la pensée, sans doute, qu'il était avantageux, pour entretenir la plus stricte sévérité dans l'exécution des règlements sanitaires relatifs aux prostituées, que le service médical fût disposé de manière à être soumis à un contrôle réciproque, on a cru utile de créer deux sortes de médecins inspecteurs, les uns vi-

(1) Voyez *Dictionnaire des Dictionnaires de médecine* de M. Fabre, art. MORVE, p. 686.

(2) Voyez *Traité des mal. vén.*, p. 544 ; voyez aussi *Ann. d'hyg. et de méd. lég.*, 1851, t. XLVI ; Mémoire de M. Sandouville, n° 38, du règlement du dispensaire de Brest.

sitant deux fois par semaine les filles, servantes et matrones, et un autre, inspecteur-contrôleur, faisant une visite par quinzaine à jours irréguliers (1). Peut-être serait-il préférable de disposer ce service sanitaire de manière que tous les médecins, ayant le même titre, fussent tenus de visiter successivement les mêmes femmes, ou du moins que les visites des mêmes maisons fussent faites alternativement, tantôt par l'un d'eux, tantôt par un autre. Pour empêcher la prostituée malade de continuer son métier, et surtout, si elle est en maison, pour mettre sa dame dans l'impossibilité de la livrer pendant l'espace de temps qui s'écoule entre la visite du médecin et son entrée à l'hôpital, où quelquefois elle tarde à se rendre, peut-être, serait-il possible, lors de l'inspection médicale, de lui faire sur le ventre, sur les cuisses, ou ailleurs, une marque parfaitement visible, devant éloigner tout homme d'avoir des rapports avec elle. Une pareille marque pourrait être faite avec une solution de nitrate d'argent, ou simplement avec un large crayon de cette substance promené sur la peau préliminairement humectée. J'indique le nitrate d'argent, parce qu'il est journellement employé à d'autres usages par les médecins; mais toute substance, laissant une coloration foncée autre que le jaune (couleur peu visible à la lumière), indélébile pendant plusieurs jours, et étant peu irritante, pourrait aussi être employée. Les taches faites sur la peau avec la pierre infernale, comme la plupart de celles produites par d'autres substances colorantes, ont, il est vrai, l'inconvénient de n'être pas réellement indélébiles; les solutions de cyanure et d'iodure de potassium enlèvent les traces de ce sel d'argent, mais, outre qu'il est assez difficile de les faire complétement disparaître, une forte punition portée contre les prostituées les ayant effacées, probablement empêcherait ces femmes d'avoir recours à de semblables préparations, qui du reste, rarement se trouvent à leur disposi-

(1) *Gaz. méd.*, 1846, p. 1.

tion. Dans le règlement du dispensaire de Brest, on prévient les soldats, matelots, ouvriers, etc., que toute fille publique qui n'est pas munie d'une carte de sûreté portant la date de la dernière visite, la signature du médecin et l'empreinte du dispensaire de salubrité, est réputée malade. Malgré sa bizarrerie, je préfère encore le moyen précédemment indiqué, car la femme peut prétexter avoir égaré sa carte, l'homme reçu par elle peut ignorer la date de la dernière visite, etc., tandis qu'une marque bien visible, ne pouvant disparaître qu'après une durée de plusieurs jours, paraît rendre impossible tout subterfuge. Sur l'avis placé en évidence dans chaque chambre de prostituée, serait alors indiqué que la présence d'une tache sur la peau de telle région est l'indice que la fille a été reconnue malade, et, par conséquent, qu'il lui est défendu d'avoir aucun rapport sexuel (voy. *Cat.* II, fin du chap. IV).

CHAP. IV. — OBLIGATION IMPOSÉE AUX DAMES DE MAISONS DE RÉPONDRE DE LA SANTÉ DE LEURS FILLES.

Vers la fin du siècle dernier, plusieurs personnes, entre autres, Aulas et Bourru, proposèrent de rendre les dames de maisons responsables de la santé de leurs filles. Fodéré, en 1818, exprimait à peu près le même vœu (1). Cette mesure paraît mériter d'être examinée sous divers rapports. Les avantages qu'elle peut présenter sont : 1° une sécurité presque complète pour les hommes fréquentant les maisons de tolérance; 2° la nécessité pour les filles libres en carte désirant retenir les hommes vers elles, de chercher à offrir autant de sécurité que celles en maison, en prenant le plus grand soin de se préserver des maladies vénériennes, par l'examen de tout individu se présentant chez elles, comme l'indiquent Marc et M. Diday, et surtout par les soins de propreté; 3° la diminution du nombre des filles insoumises que les hommes tendraient à

(1) Art. MAISON du *Dict. des sc. méd.*, p. 46.

abandonner de plus en plus, s'ils trouvaient une plus grande sécurité auprès des autres.

Maintenant, est-il possible d'appliquer une pareille mesure? Deux moyens pouvant servir à son application ont été proposés, l'un par Restif de la Bretonne, l'autre par M. Diday (de Lyon). En effet, pour qu'une dame de maison puisse répondre de la santé de ses filles, bien entendu seulement sous le rapport des maladies vénériennes, il faut d'abord qu'elle puisse les empêcher d'être contaminées par les hommes reçus chez elle; puis, comme elle ne peut retenir ces femmes continuellement à la maison, et qu'il est possible qu'elles aient été contaminées pendant leur sortie, il faut aussi qu'elle puisse s'assurer par elle-même de leur parfait état de santé par des visites suffisamment rapprochées, pour qu'entre deux explorations un accident n'ait pas le temps de se développer assez pour transmettre la maladie.

Pour obtenir le premier résultat, ainsi que le propose M. Diday, peut-être serait-il possible d'obliger toute dame de maison à visiter les hommes se présentant chez elle (voy. *Cat.* II, chap. IV). Quant au second, si, comme le pensent M. Ricord et son école, le virus syphilitique ne présente aucune incubation (17e lettre, p. 132), c'est-à-dire s'il se manifeste par des accidents locaux immédiatement après la contagion, il suffirait d'examiner chaque fille après chacune de ses sorties hors de la maison, mais je crois qu'il est préférable que la dame de maison les examine encore tous les matins, comme le désirait Restif de la Bretonne dans ses Parthénions; car jusqu'à présent, je suis très peu convaincu de la non-incubation du virus, d'abord, parce que les autres virus, tels que ceux de la rage, de la variole, de la vaccine, présentent un temps d'incubation; puis, parce que ce temps d'incubation a été constaté pour le virus syphilitique par beaucoup d'expérimentateurs, non-seulement par ceux qui, comme M. Waller de Prague, ont inoculé du pus d'accidents consécutifs, dont la virulence paraît moindre que celle du pus d'accidents primitifs, mais par d'autres, entre autres par M. Auzias Turenne, qui remarque « qu'il n'y a pas de travail local appréciable dans les deux ou trois premiers jours qui suivent l'inoculation du pus chancreux sur la peau épaisse de la face externe du bras, si cette inoculation est faite superficiellement et délicatement (1); » enfin, parce que l'observation, sinon clinique, du moins pratique, rarement montre des manifestations pendant les premiers jours qui suivent le coït suspect; quoiqu'il soit presque impossible de supposer que ces lésions n'aient pas été reconnues dès leur apparition, car, si peu d'hommes sont assez raisonnables pour s'abstenir de toute relation avec une femme offrant peu de sécurité, beaucoup, au contraire, après s'être exposés, deviennent syphilophobes et fréquemment s'examinent.

D'après ce qui précède, les dames de maison seraient à même de répondre de la santé de leurs filles, surtout si, outre l'examen des hommes fréquentant leur établissement, outre les visites nombreuses qu'elles seraient tenues de faire de leurs femmes, elles exigeaient d'elles qu'elles prissent les soins de propreté prescrits, dont il serait alors de leur intérêt de surveiller l'exécution (voy. *Cat.* III, chap. III). Il est même bon de remarquer que, si la visite des hommes trouvait quelque obstacle à son exécution, pour que ces dames de maison puissent répondre de leurs filles, il suffirait qu'elles les visitassent tous les jours, et qu'elles exigeassent d'elles ces soins de propreté.

Pourquoi donc, lorsqu'une femme vient à la préfecture de police pour obtenir l'autorisation d'ouvrir ou de diriger une maison de tolérance, ne lui imposerait-on pas, comme condition, l'obligation de s'engager à répondre de la santé des filles qu'elle aura chez elle?

(1) Voyez *Cinquième conclusion de syphilisation* (*Arch. gén. de méd.* 1851, t. XXVI, p. 409). — *De la syphilisation et de la contagion des accidents secondaires de la syphilis*. Paris, 1853, p. 4.

Si cette responsabilité était ainsi imposée à toute dame de maison, quand un médecin du dispensaire, lors de sa visite, trouverait une fille atteinte d'accidents facilement visibles, trop développés pour s'être montrés seulement depuis la visite de la maîtresse du lieu, c'est-à-dire depuis le matin, cette dernière pourrait être punie pour n'avoir pas envoyé immédiatement la malade au dispensaire. Du reste, le règlement du dispensaire de Brest prescrit déjà la suspension, et même la suppression du livret de tolérance, quand la dame de maison n'a pas conduit à la visite, que le médecin de service fait au dépôt, tous les jours le matin, les filles dont la santé est devenue suspecte dans l'intervalle des visites (1). De même aussi, quand un homme contaminé par une fille de maison de tolérance enverrait à la préfecture ou au dispensaire de son quartier une plainte non signée, accompagnée d'un certificat médical constatant ses lésions, et de la carte qui lui aurait été donnée par la maîtresse de cette maison (Voy. *Cat.* I, chap. II, et *Cat.* II, chap. IV), si le médecin du dispensaire reconnaissait chez la fille désignée des lésions ayant pu déterminer celles du plaignant, on pourrait infliger à la directrice de la maison une punition au moins aussi forte que celle portée par l'article 460 du Code pénal (Voy. *Cat.* I, chap. I, sect. I), pour avoir laissé une de ses femmes transmettre à autrui une maladie qu'elle avait reconnue ou aurait dû reconnaître; ainsi, la tolérance, sorte de brevet, comme tous les brevets, n'en serait pas moins sans garantie du gouvernement, ainsi que le dit spirituellement M. Ricord (22e lettre, p. 168), mais la responsabilité des dames serait elle-même une garantie pour les hommes fréquentant leurs maisons.

Dans diverses circonstances, on paraît aussi considérer les prostituées elles-mêmes comme étant responsables de leur propre santé, puisque, selon Parent-Duchâtelet, des puni-

(1) *Ann. d'hyg. et de méd. lég.*, 1851, t. XLVI, Mémoire de M. Saudouville.

tions sont souvent infligées à des filles malades continuant néanmoins de se livrer à la prostitution (1).

Chapitre V. — Obligation imposée a certaines prostituées en carte d'entrer dans des maisons de tolérance.

En 1684, pour purger la ville de Strasbourg des femmes débauchées, qui infectaient la jeunesse, on ordonna de les chasser, et, dans le cas où elles rentreraient, de les faire fouetter par la main du bourreau, et même de leur faire couper le nez. Au commencement de ce siècle, M. Anglès voulait que toutes les filles, qui auraient été arrêtées plus de cinq fois pour infraction aux règlements, ou traitées plus de deux fois de la maladie vénérienne, fussent renvoyées de Paris (2). Ce préfet, par cette mesure, dont l'expérience est venue montrer la difficulté d'exécution, se proposait de proscrire de la capitale les prostituées les plus dévergondées, les plus dangereuses. Mais, outre l'impossibilité de bannir complétement de Paris ces malheureuses, que leurs familles ne veulent pas recevoir et désirent éloigner, pour n'avoir pas à en rougir, et que les habitants de leur pays évitent d'employer, il faut considérer que ces femmes dépravées, en partie, du reste, originaires de cette grande ville, loin de s'amender dans leurs villages, y porteraient l'exemple funeste d'une vie débauchée, non sans danger, sous le rapport de la morale et sous celui de la propagation des maladies vénériennes.

Pour astreindre les filles à se soumettre aux règlements qui les régissent, et pour les forcer à faire attention à leur état sanitaire, à se préserver autant que possible de ces maladies, mieux vaudrait, je crois, les obliger d'entrer dans des maisons de tolérance, où elles se trouveraient sous la surveillance de maîtresses de maison, qui, étant responsables de la santé de leurs filles, auraient tout intérêt à les surveiller (voy. *Cat.* III, chap. IV). Du reste, cette obligation, qui permettrait de n'a-

(1) *Prostitution*, t. II, p. 341 et 347.

(2) Voyez Parent-Duchâtelet, *Prostitution*, t. II, p. 415.

voir pas toujours recours à l'incarcération, seule punition infligée aux prostituées, d'après Parent-Duchâtelet (1), ne serait applicable qu'aux filles libres en carte, qui ne se rendraient pas exactement aux visites du dispensaire, et, peut-être, aussi à ces mêmes femmes, quand elles auraient été reconnues plusieurs fois malades, ce qui prouverait qu'elles ne prennent pas les soins de propreté prescrits, et ne s'enquièrent pas de l'état sanitaire des hommes qu'elles reçoivent, ainsi qu'il leur aurait été recommandé (voy. *Cat.* III, chap. III).

QUATRIÈME CATÉGORIE. — MESURES RELATIVES AUX NOURRICES ET NOURRISSONS.

Avant d'examiner les mesures pouvant servir à prévenir la transmission de la syphilis entre nourrissons et nourrices, il peut être utile de montrer que cette transmission est plus commune que ne le pensent certains syphiliographes huntériens, aux yeux desquels le chancre primitif est seul contagieux. Elle devrait être, en effet, très exceptionnelle, si cette ulcération était seule contagieuse, car le mamelon chez la nourrice et la bouche chez le nouveau-né ne sont que très rarement le siége d'accidents primitifs. Je sais bien que M. Ricord (13e lettre, p. 103) cite des cas d'ulcérations primitives du mamelon, dues, selon lui, au transport du virus par la main souillée des organes génitaux à cette région, ou à la succion exercée par un adulte ayant un chancre labial primitif; mais, tout en admettant que des chancres du sein puissent avoir ces origines bizarres, tout en tenant compte de ces faits bien peu détaillés pour l'époque de scepticisme scientifique où nous nous trouvons, on ne peut toujours considérer ces faits que comme très exceptionnels. Et quant aux chancres primitifs, contractés par le nouveau-né lors de la parturition, par suite du contact des ulcérations siégeant sur les organes génitaux de la mère, je ne

(1) *Prostitution*, t. II, p. 338.

sais s'il en existe une seule observation authentique; ce qui s'explique facilement, lorsque l'on réfléchit que, lors de l'accouchement, les ulcérations qui peuvent se trouver sur les organes maternels sont détergées, sont lavées, avant l'expulsion du produit de la conception, d'abord par les glaires, ensuite par le liquide amniotique s'écoulant après la rupture de la poche formée par les membranes, et que, en outre, l'enfant, le plus souvent, se trouve protégé par un enduit graisseux, que l'on enlève immédiatement après la naissance, avant de procéder à l'emmaillotement. M. Diday, par suite de considérations analogues, amené à rechercher des exemples de ce mode de transmission au passage, n'a pas été plus heureux que moi, et, sans en nier la possibilité, il ne saurait consentir à lui donner une large place au nombre des causes d'intoxication du nouveau-né.

Puisque les accidents primitifs du mamelon de la nourrice et de la bouche de l'enfant sont extrêmement rares, pour qu'ils puissent servir à l'explication des faits de transmission de syphilis de l'un à l'autre, il faudrait que ces faits fussent également exceptionnels; il n'en est rien cependant, car, sans indiquer tous les auteurs, qui, depuis Jacques Catanée jusqu'à nos jours, ont parlé de cette transmission, en commençant seulement à Hunter, qui, sous le titre de maladies ressemblant à la syphilis, publie des observations très curieuses de syphilis héréditaire, ainsi que Mahon le remarquait, il y a cinquante ans, on peut citer une foule de médecins distingués ayant recueilli des faits de ce genre, tels sont, entre autres, Parant (1), Bertin, MM. Robert, Bouchacourt (de Lyon), Petrini (de Turin), Bouchut, Bardinet (de Limoges) et Diday (de Lyon), qui pense que « parmi les symptômes du nouveau-né, celui qui sert le plus souvent d'agent de transmission du mal à sa nourrice est le tubercule muqueux, surtout le tubercule exulcéré, » ce qui tient, selon cet auteur « d'abord à ce qu'il est le plus fré-

(1) *Journal de méd. milit.*, 1788.

quent de toutes les lésions constitutionnelles propres à cet âge ; en second lieu, à ce qu'il est celui qui fournit la sécrétion liquide la plus abondante, enfin, à ce qu'il est toujours le premier ou l'un des premiers en date dans l'ordre d'apparition, que suivent les diverses manifestations syphilitiques du nouveau-né. » Malgré cette disproportion existant entre la rareté des accidents primitifs chez le nourrisson et la nourrice et la fréquence des cas de transmission syphilitique de l'un à l'autre, les disciples de l'école huntérienne ne veulent pas admettre d'autre origine que la contagion par chancres primitifs. Pourtant, s'ils voulaient examiner la plupart des observations publiées, ils verraient que l'enfant, qui a transmis la maladie à sa nourrice, n'a ordinairement présenté de lésions que plusieurs jours, plusieurs semaines après sa naissance, et que souvent les lésions buccales de l'enfant, qui ont contaminé la nourrice, ne se sont montrées que consécutivement à d'autres développées sur le corps. Or, comment peuvent-ils expliquer cette manifestation tardive de la syphilis primitive, eux qui n'admettent pas l'incubation du virus ? Comment expliquent-ils, que les lésions buccales contagieuses, par conséquent primitives à leurs yeux, se montrent quelquefois après d'autres accidents développés sur le corps, des syphilides, par exemple ? Pour ne pas avoir à fournir cette explication, que leur théorie ne leur permet pas de donner, ils préfèrent supposer que les observateurs sont tombés dans des erreurs ; ce qui revient à la négation pure et simple des faits, procédé aussi étrange que peu scientifique, mais qui les met à même d'éviter la nécessité de reconnaître la transmission des accidents secondaires, nécessité inévitable pour eux, plus que pour tous autres, car, comme nous venons de le montrer, s'ils tenaient compte du laps de temps écoulé le plus souvent entre la naissance et le développement des accidents présentés par l'enfant, ils ne pourraient considérer comme primitifs les accidents ayant transmis la syphilis, sans reconnaître alors l'incubation du virus, fait également contraire à leur théorie.

L'observation suivante, que j'ai recueillie, il y a quelque temps, montre, ainsi que beaucoup d'autres citées par divers auteurs, que la transmission ne peut être attribuée qu'à des accidents secondaires, puisque la femme était saine, et que l'enfant infecté, n'étant devenu malade que quelque temps après sa naissance, présenta d'abord des lésions sur la surface du corps avant celles de la bouche, qui déterminèrent chez la nourrice des accidents du mamelon, à la suite d'une très longue incubation; incubation prolongée, qui ne doit pas surprendre, puisque une des observations de Hunter (p. 415 de la traduction d'Audiberti) nous montre l'ulcération du mamelon apparaissant cinq semaines après la mort de l'enfant, et que, dans une plus récente, rapportée par M. Bouchut (1), le sein ne devint malade que quinze jours après la mort du nourrisson; ce qui est conforme, du reste, à la remarque faite par les expérimentateurs, qui ont reconnu aussi la longue durée de l'incubation à la suite d'inoculations de pus d'accidents secondaires.

Observation. — A..., d'une bonne et forte constitution, âgée de 29 ans, épousa, il y a environ six ans, un journalier. Lors de son dernier accouchement, madame L..., sage-femme de son pays, constata que chez cette femme, qui n'avait jamais eu aucun accident vénérien, ni ulcération, ni écoulement, les organes génitaux étaient parfaitement sains. Un nourrisson lui fut alors confié par une sage-femme de Paris. Cet enfant n'avait alors aucune affection apparente. Sa mère, d'une faible constitution, lors de ses couches, n'avait absolument rien. Le père de l'enfant avait eu deux affections vénériennes. Quelque temps après son arrivée à la campagne (environ huit jours), l'enfant, qui jusque-là n'avait présenté aucun signe d'infection, commença à avoir aux fesses et au front des plaques rouges, dont quelques-unes se couvrirent de croûtes jaunâtres; cette maladie se propagea ensuite à la bouche, et peu à peu se répandit sur toute la surface du corps, moins le ventre, en devenant très confluente aux

(1) *Maladies des enfants nouveau-nés*, 3e édit., 1855, p. 823.

fesses. Sur l'avis de madame L..., et d'un praticien des environs, considérant cette affection comme de nature syphilitique, la nourrice reporta l'enfant à ses parents. Un médecin, qui avait visité la mère, six semaines après l'accouchement, à la suite de son retour de couches, et n'avait reconnu chez elle aucun symptôme syphilitique, quoique l'on engageât la nourrice à conserver l'enfant, en lui offrant un salaire plus élevé, l'en dissuada, en lui disant qu'il pouvait infecter une famille entière. A... n'avait rien alors. Environ trois semaines, un mois après, lorsqu'elle revint de nouveau, pour reprendre un second enfant, elle avait au mamelon gauche une petite érosion, qui ne fut pas considérée comme syphilitique par la sage-femme de Paris. Malgré une cautérisation avec le nitrate d'argent, cette crevasse, après son retour à la campagne, prit de l'accroissement; et une autre ulcération, ayant débuté sous forme d'un gros bouton blanc, au dire de la malade, se manifesta sur le même sein. Les deux ulcérations se couvrirent de croûtes jaunâtres semblables à celles que l'enfant reporté avait présentées.

Le 2 juillet 1853, un mois environ après le début de l'affection, la mamelle gauche présente à la face inférieure interne du mamelon une petite plaque rouge, arrondie ; cette plaque est celle qui eut primitivement l'apparence d'une crevasse. A la partie supérieure et externe de l'aréole de la même mamelle se trouve une autre plaque rouge, plus large, de la grandeur au moins d'une pièce de 50 centimes, d'aspect analogue à la première. Le sein est engorgé, douloureux à sa partie externe, ainsi que les ganglions axillaires correspondants. Rien aux organes génitaux, ni aux autres régions.

Le 24 juillet, cette femme présente une roséole, survenue quelques jours auparavant avec un ecthyma superficiel, d'abord sur le ventre, puis sur les différentes régions du corps. Sur les lèvres génitales se montrent aussi quelques pustules humides ou croûteuses, selon leur siége. La malade commence seulement alors un traitement par la liqueur de Van Swieten, que j'avais prescrit dès le commencement du mois.

Le 31 juillet. Mal de gorge, plusieurs pustules d'ecthyma et d'acné syphilitique sur la poitrine et le dos.

Le 14 août. Grande amélioration. Cependant, vers la partie externe droite de la lèvre buccale inférieure se montre une petite ulcération superficielle.

Depuis le commencement de ce mois, les enfants, que cette femme, d'après mon conseil, avait cessé d'allaiter quelques jours auparavant, sont devenus malades. Le petit nourrisson présente seulement des taches rouges aux fesses, aux cuisses, au scrotum avec de légères érosions, mais la petite fille de la nourrice a de l'érythème aux fesses, avec de petites pustules qui donnent naissance à de nombreuses croûtes brunes ; des tubercules plats devenant de plus en plus confluents dans le pli formé entre le menton et le cou, et des ulcérations superficielles dans la bouche et sur le bord de la langue.

Le 18 novembre. La nourrice, qui continuait à venir me voir de temps en temps, m'amène son mari, jeune homme, n'ayant jamais eu aucune maladie vénérienne. Environ trois semaines auparavant, à la suite de quelques rapports sexuels avec sa femme, malgré ma recommandation, ce malheureux vit un chancre se développer sur la face externe du prépuce. Après quinze jours de durée, cet accident se ferma, en laissant une large cicatrice oblongue, violacée, présentant une certaine résistance, quoique le tissu cellulaire sous-jacent ne soit nullement engorgé. Il y a environ huit jours, lors de sa cicatrisation, les ganglions inguinaux se tuméfièrent des deux côtés. Aujourd'hui, du côté droit, l'adénite est bien circonscrite; elle consiste en un ganglion gros comme une noisette, terminé à sa partie interne par un renflement, et en un autre ganglion plus petit. Le bubon gauche, gros comme un petit œuf de poule, mais plus allongé le long du pli de l'aine, est trop empâté dans le tissu cellulaire, pour qu'on puisse reconnaître s'il est mono ou polyganglionnaire : repos, suspensoir, cataplasmes; traitement général par la liqueur de Van Swieten.

Je cessai alors de voir régulièrement cette famille. La malheureuse nourrice, ayant suivi très irrégulièrement son traitement, vint à Paris, entra à Lourcine, où M. Aug. Cullerier voulut bien la recevoir; sortie de cet hôpital avant d'être guérie, elle perdit sa petite fille, qui mourut d'une entérite. Depuis lors, cette femme et son mari, qui, en janvier 1854, eut des ulcérations sur les piliers du voile du palais, négligèrent de se soigner et restèrent malades. Leur fille aînée, âgée de 4 à 6 ans, contracta également la syphilis, soit en mangeant avec des cuillers, fourchettes, ayant servi à ses parents, soit autrement. Enfin, dernièrement, cette femme accoucha d'un enfant paraissant jouir d'une bonne santé; devenu malade aussi, il mourut à cinq mois.

Maintenant qu'il paraît démontré que la transmission assez fréquente de la syphilis entre nourrices et nourrissons s'opère plus souvent par les accidents secondaires que par les accidents primitifs, il faut chercher les mesures les plus propres à prévenir, dans tous les cas, cette transmission, qui parfois a de si terribles conséquences.

Ces mesures sont :

I. La multiplication des bureaux de nourrices sous la surveillance de l'administration de l'assistance publique;

II. Les visites des enfants ;

III. La publication d'un avis relatif à l'allaitement des enfants vénériens.

CHAPITRE I. — MULTIPLICATION DES BUREAUX DE NOURRICES SOUS LA SURVEILLANCE DE L'ADMINISTRATION DE L'ASSISTANCE PUBLIQUE.

Quoique la transmission de la syphilis paraisse se faire plus souvent de l'enfant à la nourrice, que de la nourrice à l'enfant, ce qui s'explique assez facilement par la rareté des maladies vénériennes dans les campagnes, d'où viennent, pour la plupart, les femmes se plaçant à Paris comme nourrices sur lieux, ou venant chercher dans cette ville des nourrissons qu'elles emmènent dans leur pays, si l'on tient compte de l'opinion de M. Bégin et Fournier-Pescay (1), qui disent qu'il est excessivement fréquent de voir de malheureux enfants contracter la syphilis en suçant le lait impur qui leur est offert, et si l'on réfléchit que quelques-unes de ces nourrices peuvent avoir été infectées, soit comme les autres femmes, soit par un enfant vérolé qu'elles ont antérieurement nourri, on reconnaîtra l'utilité d'exercer sur elles une surveillance sanitaire, car, comme le disent Cullerier et Bard (2) : « Si la bouche d'un enfant peut infecter une nourrice, le sein d'une nourrice peut aussi infecter l'enfant. » Cette surveillance devrait surtout s'exercer dans les bureaux de nourrices. Facile dans ceux dépendant de l'administration de l'assistance publique, qu'il serait avantageux de multiplier, elle serait sans doute possible aussi dans les bureaux particuliers. Selon Marc (3), il faudrait établir des bureaux de nourrices, et n'admettre comme telles, que les femmes dont l'état physique aurait été constaté. En effet, dans ces établissements,

(1) *Dict. des sc. méd.*, p. 309, art. NOURRICE.

(2) *Dict. des sc. méd.*, art. SYPHILIS, p. 144.

(3) *Dict. des sc. méd.*, p. 305, art. COPULATION.

il pourrait être défendu de présenter une femme, si elle n'avait pas auparavant été soumise à une visite minutieuse, qu'attesterait le certificat du médecin. Cette mesure serait facile à exécuter, car les nourrices des divers bureaux pourraient être visitées, soit par des médecins particuliers, soit gratuitement par des médecins désignés par l'administration de l'assistance publique. Malheureusement, elle n'atteindrait que les femmes placées par l'intermédiaire des bureaux, dont le nombre, du reste, augmenterait sans doute, si les familles y trouvaient des nourrices offrant plus de garantie de santé que les autres. Ces bureaux étant ainsi soumis à une surveillance sanitaire, on pourrait aussi y refuser les enfants suspects, ainsi que M. Bouchut le pense utile pour prévenir l'infection des nourrices mercenaires. Du reste, la seule preuve pouvant établir que l'enfant n'est pas malade, me paraît être la présentation des certificats médicaux délivrés à la suite des visites indiquées ci-après (voy. *Cat.* IV, chap. II), certificats ne pouvant attester, toutefois, que l'absence d'accidents syphilitiques, non pas celle de la vérole, qui parfois peut exister temporairement à l'état latent. De cette manière, les nourrices saines, de même que les parents d'enfants reconnus sains, auraient intérêt à s'adresser à ces bureaux.

Chapitre II. — Visites des enfants.

En 1775, la Faculté de médecine de Paris, pour prévenir l'infection des nourrices, proposa d'imposer aux accoucheurs et aux sages-femmes l'obligation de désigner les enfants vérolés, et de leur attacher au bras, avant de les livrer aux nourrices, un billet, qui indiquerait l'état de la mère, ainsi que les mœurs des parents (1). Dans le même but, Frank, avant de laisser emmener les enfants trouvés par leurs nourrices, voulait qu'ils fussent soumis à une sorte de quarantaine pendant six semaines pour tous sans exception, et pendant

(1) Marc., *Dict. des sc. méd.*, art. Copulation, p. 303.

six mois pour ceux présentant des symptômes suspects (1). De ces mesures, la première est complétement inexécutable; quant à la seconde, elle présenterait au moins de grandes difficultés, comme le dit Marc, qui, cependant, désirerait que les enfants fussent soumis à des visites médicales. Parant (en 1788, *Journal de méd. chir. milit.*) disait qu'il faudrait s'assurer de l'état des enfants de soldats avant de les livrer aux nourrices, et qu'elles ne devraient pouvoir les recevoir que munis de certificats des chirurgiens-majors des régiments, vérifiés par les commandants des corps. Cette surveillance, très utile à l'égard des enfants de soldats souvent malades, pourrait-elle être généralisée? Pourrait-on soumettre tous les nouveau-nés à des visites médicales faites, soit lors de la déclaration à la mairie, soit un ou deux mois après la naissance? Avant de s'occuper de ces questions, il faut remarquer que l'utilité de ces visites est subordonnée à une autre mesure d'une exécution difficile, mettant tout individu reconnu vénérien dans l'obligation de se soigner (voy. *Cat.* I, chap. I, n° 2). En effet, elles perdraient beaucoup de leur utilité, si l'on ne pouvait pas obliger les parents des enfants reconnus syphilitiques à leur faire suivre un traitement : cependant, même alors, elles fourniraient encore l'occasion de leur indiquer la nature de l'affection de leurs enfants et les moyens de les guérir.

La visite de l'enfant, au moment de la déclaration à la mairie, serait facile à faire, si l'on ne craignait de blesser les parents peu désireux de laisser pénétrer des secrets de famille, car rien n'empêcherait de désigner un médecin, par exemple un de ceux attachés au bureau de bienfaisance ou à la vérification des décès, pour assister chaque jour, pendant une heure ou deux, à la présentation des enfants, ou pour aller les visiter à domicile, si, ainsi que le désire M. le docteur Loir, on croyait pouvoir dispenser les parents de les amener à la mairie. La famille de l'enfant recevrait alors un certificat, que

(1) Voy. *Dict. de méd.*, art. CONTAGION.

tout directeur d'un bureau de nourrices serait obligé de demander avant de présenter une femme pour l'allaiter. Cette visite sanitaire, lors de la déclaration, aurait beaucoup moins d'importance que celle faite quelques semaines après, si cette dernière était possible. Car, le lendemain de leur naissance, les enfants, affectés de syphilis héréditaire, le plus souvent ne présentent aucun accident. Cependant, comme quelques-uns d'entre eux peuvent avoir du pemphigus plantaire ou palmaire, et même quelques autres accidents de la peau et des muqueuses, comme Doublet, Rosen, Gilbert, MM. Desruelles et Deville en ont observé des exemples (1), cette surveillance, si facile à exécuter, ne devrait pas être négligée. Aux médecins qui croient que la transmission de la syphilis de l'enfant à la nourrice ne s'opère que par les accidents primitifs contractés au passage, et qui n'admettent pas l'incubation du virus, cette visite devrait paraître la seule ayant quelque utilité.

Quant à la visite faite quelque temps après la naissance, rien n'autorise à la rendre obligatoire; de quel droit forcerait-on les parents d'amener leurs enfants à cette visite? et cependant, sous le rapport de l'hygiène publique, il ne pourrait être qu'avantageux de suivre le conseil de Marc, qui voudrait « que les enfants, mis en nourrice, fussent tous visités, à l'âge d'un et de deux mois, par des médecins ou des chirurgiens de district. » Effectivement, la plupart des observateurs ont reconnu, que, le plus ordinairement, les accidents ne se manifestent que quelque temps après la naissance : « Le plus souvent, selon mon père (2), les symptômes vénériens se manifestent chez les enfants huit ou quinze jours, rarement un mois après la naissance. » Suivant M. Diday, « dans la très grande majorité, l'enfant naît sain, et les manifestations syphilitiques ne surgissent qu'au bout de plusieurs semaines (3); »

(1) Voyez *Mal. vénér.*, 6e édit. de mon père, t. II, p. 244; et Bouchut, *Mal. des nouveau-nés*, p. 64.

(2) 6e édit., t. II, p. 243.

(3) *Syphilis des nouveau-nés*, 1854, p. 364.

de même aussi, M. Bouchut (1) croit que « l'époque à laquelle les symptômes syphilitiques se montrent chez un enfant, qui en a reçu le germe par hérédité, est à peu près constamment du premier au deuxième mois de la vie extra-utérine. » Si le respect de la liberté individuelle ne mettait pas ainsi obstacle à l'exécution d'une pareille mesure, comme beaucoup d'enfants ne sont pas envoyés en nourrice, mais sont gardés par leurs familles, et comme, cependant, il importe pour eux, pour leurs parents et pour la société en général, qu'ils soient soignés dès la première manifestation de la maladie, généralisant davantage cette visite sanitaire, il faudrait pouvoir obliger les parents de tout enfant déclaré à la mairie, de venir le présenter de nouveau un ou deux mois après sa naissance, ou d'envoyer un certificat, qui, pour les enfants mis en nourrice, serait délivré par le médecin de la localité, médecin, qui, du reste, pourrait être désigné, non-seulement pour faire gratuitement ces certificats, mais aussi pour visiter régulièrement les nourrices et nourrissons étrangers. Déjà actuellement dans certains pays, des médecins reçoivent quelques émoluments pour surveiller ainsi les nourrices, mais malheureusement beaucoup remplissent très imparfaitement cette surveillance. Cet inconvénient disparaîtrait probablement, si l'organisation des médecins cantonaux, indiquée par Fodéré (2), parvenait à se généraliser.

Quand l'enfant, mis en nourrice à la campagne, aurait été reconnu malade, la nourrice étant encore saine, le médecin du canton le ferait reporter immédiatement aux parents, en conseillant à la nourrice de l'élever au biberon, ou en prenant les plus grandes précautions, jusqu'au moment où elle l'aurait ramené dans sa famille. Du reste, comme l'incubation peut être très longue dans les cas de contagion par accidents consécutifs, la nourrice, ayant rendu l'enfant, n'en

(1) *Mal. des nouveau-nés*, p. 800.

(2) *Dict. des sc. méd.*, art. POLICE MÉDICALE.

serait pas moins en droit de demander une indemnité, si des accidents mammaires se montraient peu de temps après.

Lorsque, au contraire, la nourrice présenterait des symptômes vénériens, l'enfant étant encore sain, en attendant que les parents, prévenus par le médecin, le retirassent de chez cette femme, on lui conseillerait de l'allaiter au biberon.

Si l'enfant n'était reconnu malade qu'après que la nourrice eût été infectée, il n'y aurait plus de raisons pour les séparer, dans le cas où cette femme désirerait garder l'enfant, mais alors elle prendrait les précautions indiquées ci-après, pour permettre la cicatrisation des ulcérations de ses mamelles ; tous deux pourraient suivre un traitement ensemble, et les parents de l'enfant n'en resteraient pas moins passibles des peines portées par les lois contre celui ayant transmis la syphilis à autrui, et obligés d'indemniser la nourrice contaminée (voy. *Cat.* I, chap. I).

Avant de terminer ce chapitre, il faut remarquer que, si une visite sanitaire quelconque ne peut être rendue obligatoire pour les enfants, on peut cependant encore espérer provoquer cette mesure, en recommandant aux nourrices de n'en recevoir aucun, sans présentation d'un certificat constatant son parfait état de santé (voy. ci-après, prop. *a*).

CHAPITRE III. — AVIS RELATIF À L'ALLAITEMENT DES ENFANTS SYPHILITIQUES.

Cet avis doit tendre : 1° à empêcher que des enfants syphilitiques soient confiés à des nourrices saines ; 2° à préserver de la contagion les personnes, qui, par leur position même, sont obligées de les soigner.

1° Pour arriver au premier résultat, il faudrait indiquer :

a. Que l'on engage toute nourrice à refuser d'allaiter tout enfant ne présentant pas de certificat médical ; sa sûreté personnelle l'autorisant parfaitement à demander cette garantie;

b. Que, comme le voulait Marc (1), les parents de l'enfant reconnu vérolé, ne doivent pas le confier à une nourrice étrangère, et doivent le retirer de chez elle, s'il devient malade, pour ne pas encourir les peines portées par les lois, et ne pas être obligés de payer une indemnité parfois assez élevée (2,000 fr. par exemple), dans le cas où cette nourrice aurait été infectée par l'enfant (voy. *Cat.* II, chap. I, n° 1);

c. Que les parents de l'enfant reconnu vérolé, doivent lui faire suivre un traitement, soit à l'hôpital, soit chez eux, d'après les conseils d'un médecin attaché à l'administration de l'assistance publique ou d'un praticien de leur choix (voy. *Cat.* II, chap. I, n° 2).

2° Quant à préserver de la contagion les personnes qui sont obligées de soigner les enfants vérolés, on ne peut espérer y parvenir qu'en les engageant, au moyen de cet avis, à prendre des précautions convenables.

D'après ce qui a été dit précédemment, tout enfant reconnu vérolé ne devant pas être confié à une nourrice étrangère, et conséquemment la mère étant obligée de l'élever elle-même, ainsi que pensent devoir le prescrire beaucoup de médecins, entre autres M. Chailly (*Traité de l'art des accouchements*, 1845, p. 849), et M. Diday (*Syphilis des nouveau-nés*, 1850, p. 361), les conseils à donner doivent concerner surtout les mères, et exceptionnellement les nourrices, ou autres femmes remplaçant auprès de ces enfants les mères qui se trouvent dans l'impossibilité absolue d'en prendre soin.

Si la mère de l'enfant reconnu malade ne présente aucun accident syphilitique, soit parce que la maladie reste momentanément chez elle à l'état latent, soit parce que l'enfant tenant son affection de son père, elle est restée saine comme cela a été déjà signalé (2), l'enfant devrait être nourri artifi-

(1) *Dict. des sciences méd.*, art. COPULATION, p. 305.

(2) Voyez Vidal de Cassis, *Traité des maladies vénériennes*, 2e édit., 1855, p. 537; et autres auteurs.

ciellement, ainsi que le font, d'après M. Diday, les femmes auxquelles les hospices confient des enfants vénériens, soit simplement avec les biberons ordinaires, soit avec le tire-lait à mamelon du professeur Wurzer, au moyen duquel l'enfant suce par ce mamelon artificiel le lait au fur et à mesure que la nourrice en fait l'extraction par un tube dont l'instrument est muni (1). Cet allaitement artificiel serait surtout utile si le nourrisson présentait des ulcérations à la bouche. Dans le cas où guidée plus par l'amour maternel que par la raison, une femme voudrait lui donner directement son lait, au risque de contracter elle-même la maladie, tant que l'enfant présenterait des accidents buccaux, elle devrait chercher à en obtenir la cicatrisation le plus promptement possible en suivant les conseils d'un médecin, qui pratiquerait de légères cautérisations, en même temps qu'il prescrirait un traitement général; elle devrait aussi, avant de présenter le sein à l'enfant, d'abord lui laver la bouche, se graisser le mamelon et les parties voisines avec du cold-cream, du beurre de cacao, ou autre graisse non liquide, comme le fit avec succès une femme observée par M. Guérard; se servir, ainsi que le recommande M. Diday, d'une tetine artificielle (trayon de vache, ivoire ramolli, etc.), qu'elle laverait avec soin immédiatement après chaque succion, en la plongeant dans une solution alcaline ou chlorurée; puis, aussitôt après avoir ôté cette tetine artificielle, elle ferait bien de laver la mamelle avec de l'eau de savon, ou une solution de potasse ou de soude, ou de chlorures de ces bases, assez étendue pour ne pas excorier un organe, qui, peu d'heures après, devrait de nouveau être représenté à l'enfant.

Si la mère présente des symptômes syphilitiques, si l'enfant a été infecté du fait de sa mère (seule origine possible de la syphilis héréditaire suivant M. Aug. Cullerier) (2), quoiqu'il soit encore préférable d'élever l'enfant au biberon, il y aurait

(1) *Dict. de méc.*, 1re édit., art. CONTAGION, p. 560, Marc.

(2) *Archives de médecine*, 1854, septembre, p. 346.

moins d'inconvénient à l'allaiter, puisque tous deux seraient déjà vérolés. Cependant les mêmes précautions, que nous venons d'indiquer, devraient être employées pour permettre la cicatrisation des lésions buccales de l'enfant ou mammaires de la femme, ou pour prévenir le développement, sur les organes en contact, d'accidents n'existant pas encore chez l'un des deux. Selon M. Diday (1), « jamais un enfant né vérolé par le fait de l'un ou de l'autre de ses parents, ne communique le mal à sa mère qui l'allaite. » On comprend que si cette proposition était démontrée, il serait presque superflu de prescrire ces précautions; mais en attendant cette démonstration, cette précaution ne devra pas paraître inutile, surtout aux médecins qui ne partagent pas avec cet habile chirurgien l'espérance de voir les nourrices se rendre réfractaires à la contagion, en se soumettant à la syphilisation.

Comme le désire ce syphiliographe, qui, au point de vue philanthropique, a le mérite de s'être beaucoup occupé des moyens de prévenir la propagation de la syphilis, soit chez l'adulte, soit chez l'enfant, il faudrait enseigner aux femmes allaitant des enfants vénériens les signes auxquels elles pourraient reconnaître l'invasion de la vérole; « leur recommander de condamner à l'inaction tout sein qui s'excorie, car, tout en pensant que même sans solution de continuité le mamelon peut bien s'affecter de chancres ou de tubercules muqueux, » on doit reconnaître que l'ablation préalable de l'épiderme favorise l'absorption. Il faudrait encore leur recommander d'éviter, autant que possible, de toucher avec quelques parties du corps que ce soit, les ulcérations présentées par ces enfants; de se laver surtout minutieusement après les avoir touchées; enfin, de ne jamais souffrir que d'autres femmes saines allaitent leurs enfants infectés, et, réciproquement, de ne jamais donner à teter à d'autres nourrissons sains après avoir allaité leurs enfants vénériens; la transmission de la syphilis entre nourris-

(1) *De la syphilis des nouveau-nés*, p. 290 et 361.

sons se faisant souvent par l'intermédiaire de la nourrice ayant ordinairement contracté des ulcérations mammaires, mais quelquefois aussi n'en présentant aucune, comme dans la sixième observation de Bertin (p. 149) ; le pus déposé sur le mamelon par un enfant infecté déterminant des accidents buccaux chez un autre nourrisson sain, tetant immédiatement après lui.

Pour faire parvenir cet avis à la connaissance des parents des enfants malades et des nourrices étrangères, on pourrait sans doute le faire distribuer aux premiers lors de la déclaration à la mairie ; on le donnerait à toutes les nourrices lors de leur arrivée à un bureau de placement, où, en outre, il pourrait être affiché en évidence pour pouvoir être vu par ces femmes et par les familles qui viendraient en chercher.

Peut-être dans cet avis diversement rédigé, pour ne pas alarmer par le nom de syphilis, serait-il préférable de se servir d'une dénomination plus générale comme *affections de la peau et des muqueuses* (les accidents syphilitiques siégeant sur d'autres organes étant, chez l'enfant, les uns rares, comme ceux des os, dont pourtant MM. P. Dubois et Laborie ont observé un cas au moment de la naissance, et les autres difficiles à diagnostiquer, comme ceux des viscères).

Conclusions déduites de l'examen des diverses mesures prophylactiques précédemment exposées.

De toutes les mesures prophylactiques précédentes, qui pour la plupart offrent un certain degré d'utilité, et méritent d'attirer l'attention comme étant applicables, ou pouvant le devenir dans diverses circonstances, les unes sont susceptibles d'être mises à exécution par la promulgation de lois, décrets, arrêtés, règlements administratifs, etc. ; quant aux autres, que le respect de la liberté individuelle empêche d'imposer, on peut chercher à les faire adopter en engageant ceux qui, par leur exécution, peuvent se mettre à l'abri de la contagion vénérienne, à les exiger des personnes par le fait desquelles ils peuvent craindre la transmission morbide.

Je réunis ici celles de ces mesures qui paraissent les plus avantageuses.

PROPHYLAXIE GÉNÉRALE.

Ire Catégorie. — Mesures relatives aux individus de l'un et de l'autre sexe en général.

1° Porter une peine contre le vénérien ayant transmis à autrui sa maladie (voyez *Cat.* I, chap. I, n° 1).

2° Imposer l'obligation de se soigner régulièrement, soit dans un hôpital, soit chez lui, jusqu'à curation complète, à l'individu reconnu vénérien à la suite de plaintes dirigées contre lui par des personnes qu'il a contaminées. (Cette obligation étendue à tous les vénériens reconnus dans d'autres circonstances serait également très avantageuse, si elle n'était alors contraire à la liberté individuelle. Un astérisque * placé avant le numéro indique, parmi les mesures suivantes, celles qui fournissent quelques-unes de ces circonstances, dont, sans doute, on pourrait au moins profiter pour indiquer aux malades la nature de leur affection, et leur donner de sages conseils médicaux.) (Voyez *Cat.* I, chap. I, n° 2.)

3° Rechercher le vénérien ayant transmis sa maladie à d'autres individus d'après les plaintes adressées par ces derniers à un bureau désigné, soit à la Préfecture de police, soit dans chaque mairie (voyez *Cat.* I, chap. II).

4° Multiplier et améliorer les hôpitaux ouverts aux vénériens, et surtout établir des consultations spéciales avec distributions gratuites de médicaments ; autrement dit, créer dans les divers quartiers des dispensaires publics destinés spécialement au traitement des affections vénériennes, où les malades trouveraient gratuitement des conseils et des médicaments (voyez *Cat.* I, chap. III).

5° Publier, sous forme d'avis diversement rédigé selon les lieux où il devrait être placé, des conseils indiquant les moyens de se mettre à l'abri de la contagion, et de prévenir les conséquences d'une affection précédemment contractée (voyez *Cat.* I, chap. IV).

IIe CATÉGORIE. — MESURES RELATIVES AUX HOMMES.

6° Visiter fréquemment et régulièrement les soldats et marins ; s'il est possible, étendre cette mesure aux ouvriers célibataires des ateliers de l'État (de ceux des constructions navales, par exemple), et la recommander aux manufacturiers, directeurs d'usines, d'ateliers, surtout de ceux situés dans les villes, en leur offrant les moyens de faire soigner gratuitement les hommes reconnus vénériens (voyez *Cat.* II, chap. I, à la fin).

* (Voyez n° 2.) 7° Visiter aussi tous les jeunes gens passant au conseil de révision (voyez *Cat.* II, chap. II).

* (Voyez n° 2.) 8° Visiter de même, s'il est possible, tout homme arrêté comme vagabond (voyez *Cat.* II, chap. III).

9° Prescrire aux directrices de maisons de tolérance de ne recevoir chez elles que des hommes reconnus sains. Engager pareillement toute prostituée libre, mais inscrite, à se refuser à tout homme malade (voyez *Cat.* II, chap. IV).

10° Exiger des jeunes gens qui se présentent comme élèves dans les écoles militaires et autres, et peut-être même des hommes non mariés demandant à être employés dans les administrations sous la direction de l'État, un certificat constatant qu'ils ne sont pas atteints de maladies vénériennes, de même que l'on exige un certificat de vaccine (voyez *Cat.* II, chap. V, n° 2).

IIIe CATÉGORIE. — MESURES RELATIVES AUX PROSTITUÉES.

11° Inscrire le plus grand nombre possible de prostituées. Les plaintes portées par les hommes contaminés faciliteraient la généralisation de cette inscription, en permettant de rechercher les femmes les ayant infectés, femmes sur lesquelles il importe au point de vue de la santé publique d'exercer une surveillance sanitaire (voyez *Cat.* III, chap. I).

12° Avertir les prostituées au moyen d'un livret donné à chacune d'elles lors de son inscription, des obligations qui leur sont prescrites, pour pouvoir leur infliger des punitions en cas d'infraction (voyez *Cat.* III, chap. II).

13° Augmenter le nombre des visites sanitaires imposées aux prostituées : 1° en exigeant que celles réunies en maison soient soumises non-seulement aux visites alternatives de différents médecins du dispensaire, mais aussi chaque jour à une autre faite par la dame de maison, qui, rendue responsable de la santé de ses filles (voyez n° 14), aurait intérêt à exécuter exactement cette visite ; et 2° en établissant pour les prostituées libres ou en cartes, dans les différents quartiers, des dispensaires, où elles se rendraient plus facilement qu'à celui de la Préfecture de police, et conséquemment où l'on pourrait exiger qu'elles vinssent plus fréquemment (voyez *Cat.* III, chap. III).

14° Obliger les dames de maison de répondre de la santé de leurs filles, responsabilité dont elles pourraient se mettre à couvert, en surveillant les soins de propreté prescrits à leurs femmes, et en les visitant toutes au moins une fois par jour (voyez *Cat.* III, chap. IV).

15° Obliger les prostituées en cartes à entrer dans des maisons de tolérance, lorsqu'elles ne voudraient pas se rendre régulièrement au dispensaire, ou quand elles auraient contracté plusieurs fois des maladies vénériennes (voyez *Cat.* III, chap. V).

IVe CATÉGORIE. — MESURES RELATIVES AUX NOURRICES ET NOURRISSONS.

16° Multiplier les bureaux de nourrices sous la surveillance de l'administration de l'assistance publique, et prescrire de ne jamais recevoir dans ces bureaux que des femmes reconnues saines, et de refuser tout enfant suspect ; autrement dit, exiger des nourrices et des enfants des certificats sanitaires, qui pourraient être délivrés gratuitement dans les mairies et dans quelques-uns des bureaux de nourrices où un médecin se rendrait certains jours et à certaines heures (voyez *Cat.* IV, chap. I).

* (Voyez n° 2.) 17° Visiter tous les nouveau-nés lors de leur déclaration à la mairie, et délivrer gratuitement à leurs parents des certificats constatant l'état sanitaire de ces enfants (voyez *Cat.* IV, chap. II).

18° Donner un avis relatif à l'allaitement des enfants vérolés aux nourrices arrivant à un bureau de placement, et autant que possible, aux parents des enfants reconnus vénériens, pour empêcher une nourrice saine de recevoir un enfant affecté, et pour préserver de la contagion la femme obligée d'en prendre soin (voyez *Cat.* IV, chap. III).

Avant de terminer, il importe de montrer que l'application des mesures que nous venons d'énumérer n'offrirait aucune difficulté, une fois qu'on aurait promulgué, pour protéger l'espèce humaine contre la syphilis, des lois, ordonnances et règlements analogues à ceux qui sont déjà en vigueur, soit pour préserver les animaux des maladies contagieuses, soit pour mettre l'homme à l'abri de la peste. En effet, pour appliquer l'ensemble de ces mesures il ne serait besoin de rien créer de nouveau, mais seulement de modifier ce qui existe déjà, car, en dernière analyse, leur application n'exige : 1° que des secours gratuits, et 2° un personnel médical pour surveiller la santé publique, sous le rapport des maladies vénériennes, comme il en existe un pour la protéger contre les épidémies, ou la préserver de la peste. Or les secours gratuits, tels que ceux offerts par les hôpitaux, les consultations et distributions publiques de médicaments, existent déjà en grand nombre et se multiplient constamment; et quant au personnel médical, il y a des médecins attachés au dispensaire de salubrité de la Préfecture de police ; dans chaque arrondissement de Paris, des médecins sont chargés par les bnreaux de bienfaisance de donner des soins à de nombreux malades ; dans les provinces, chaque jour on voit se développer l'heureuse institution des médecins cantonaux.

Il suffirait donc, pour arriver à cette application, d'une part, d'informer, par une circulaire, tous les médecins des mesures adoptées pouvant intéresser leurs clients, et de l'autre, de désigner parmi les médecins attachés aux bureaux de bienfaisance, quelques hommes versés dans l'étude des maladies vénériennes devant venir certains jours et à certaines heures dans des endroits déterminés, pour délivrer des certificats, pour donner des consultations, distribuer des avertissements sur les maladies vénériennes aux personnes qui en seraient affectées, pour leur faire donner gratuitement des médicaments, et même, peut-être, pour visiter les prostituées de leur quartier.

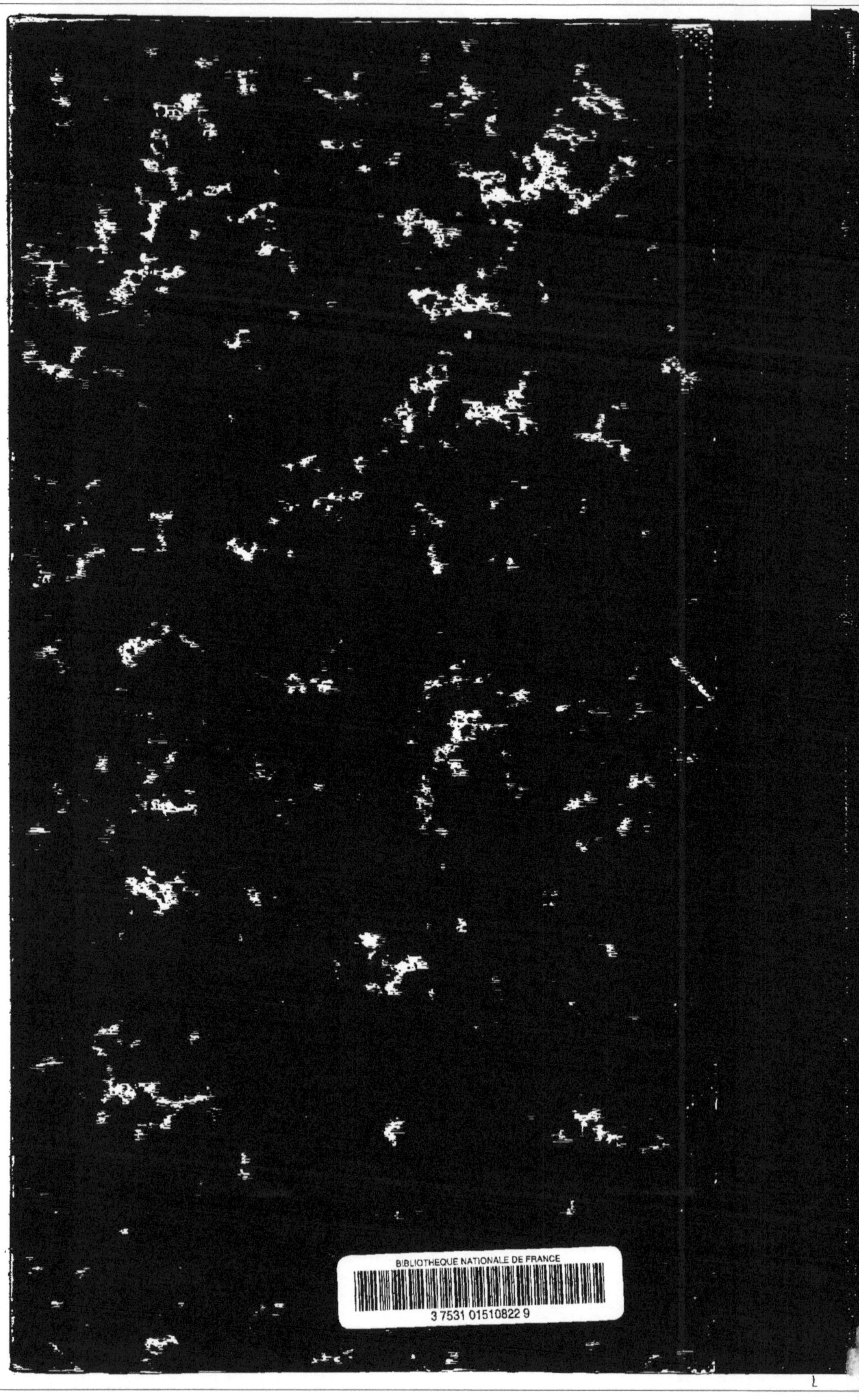
BIBLIOTHEQUE NATIONALE DE FRANCE
3 7531 01510822 9

www.ingramcontent.com/pod-product-compliance
Ingram Content Group UK Ltd.
Pitfield, Milton Keynes, MK11 3LW, UK
UKHW020349230726
13925UKWH00003B/1031